潰瘍性大腸炎は自分で治せる

薬に頼らず治した医師と患者215人の記録

西本真司
西本クリニック院長

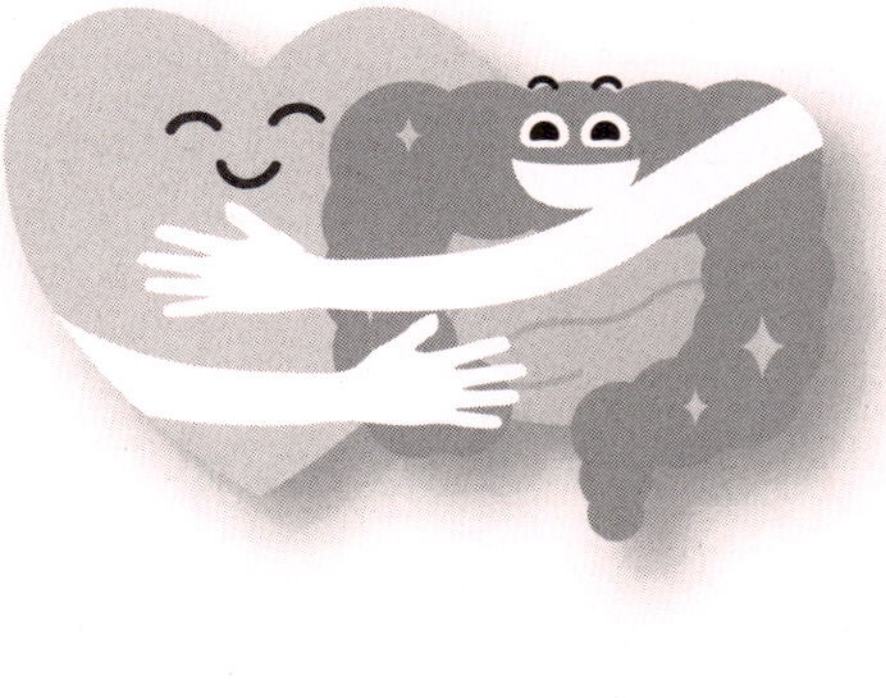

三和書籍

はじめに

現在、国内で難治性疾患《なんちせいしっかん》、いわゆる難病に指定されている病気は341種類にのぼります。パーキンソン病、悪性関節リウマチ、全身性エリテマトーデス……それらのなかで患者数が最も多いのが潰瘍性大腸炎《かいようせいだいちょうえん》です。

潰瘍性大腸炎は、本来は自分の体を守るはずの免疫《めんえき》システムの異常から、自分自身の体を攻撃してしまう「自己免疫疾患《じこめんえきしっかん》」の一つです。大腸に炎症が起こり、激しい下痢《げり》や血便をくり返して、重症の場合は大腸を切除する手術が必要になることもあります。また、発症から時間が経過するほど、大腸ガンになるリスクが高まることもわかっています。原因はいまだに不明で、基本的に完治は望めないとされています。

私は麻酔科医として救急病院に勤務していた1990年に、潰瘍性大腸炎に罹患《りかん》しました。主治医からは「99・999%治らない」といわれ、合計4回の入退院をくり返し、一時は臨死《りんし》体験をするほど危険な状態に陥《おちい》りました。

しかし、さまざまな治療法とセルフケアを試し、試行錯誤の末、発症から8年後の

1998年には、薬をまったく使わずに潰瘍性大腸炎の症状が再燃《さいねん》しない状態に到達しました。以降、現在に至るまで症状はまったく出ていません。

私はこの経験を活かして、父から受け継いだクリニックにおいて、潰瘍性大腸炎の患者さんを根治《こんち》に導く治療を行っています。その成果は日を追うごとに高まり、潰瘍性大腸炎だけでなく、クローン病やガンの患者さんにも効果を示すようになりました。

現時点で、西洋薬からの離脱に成功し、潰瘍性大腸炎とクローン病を克服した患者さんは215人に達しています（くわしくは123ページを参照）。また、西洋医学と代替医療《だいたいいりょう》（西洋医学以外の医療）を組み合わせた「統合医療」によってガンが改善した患者さんも150人（著効80人、有効64人）に迫っています。本書では、その詳細なデータを紹介するとともに、私が考案したメソッドのメカニズムとノウハウを公開します。

私はこれまでに潰瘍性大腸炎をテーマにした4冊の書籍を上梓《じょうし》してきましたが、本書はその集大成となるものです。2007年刊行の2冊めの著書では26人だった西洋薬離脱成功者が、2013年刊行の3冊めの著書では103人になり、その11年後には倍以上にまでふえているのです。この事実を踏まえて、潰瘍性大腸炎はもとより、クローン病やガンの患者さんたちの一助となるべく、本書を企画した次第です。

本書は、現代医学の常識を否定するものでは決してありません。しかし、現代医学の常識という枠組からはずれたもののなかにも、患者さんを希望に導く手立てがあることは、動かしようのない事実です。

潰瘍性大腸炎、クローン病、ガンに苦しむかたがたに、本書を通してそのことを知っていただければ、著者として、同じ難病を克服した者として、これ以上の喜びはありません。

2024年11月

西本《にしもと》真司《しんじ》

目　次

第7章　ホリスティックな医療をめざして

おわりに　187

カバーデザイン　クリエイティブコンセプト
イラスト　竹口睦郁
図版　田栗克己
編集担当　狩野元春
小川潤二

第1章　医師が潰瘍性大腸炎になったとき

☀血便の衝撃

1990年12月18日、当時、救急病院の麻酔科に研修医として奉職していた私は、激務のまっただ中にいました。救急病院の宿命で、深夜の緊急手術がこれでもかというくらい続き、おまけに論文の執筆にも追われていて、徹夜続きの日々を送っていたのです。

その日は、心臓外科の手術麻酔という現場の担当となり、私の精神的プレッシャーは極限にまで達していました。通常、心臓外科手術の麻酔は、経験の豊富な麻酔科医が担当するものです。しかし、麻酔科医が不足していたため、研修医の私が初めて担当することになったのです。

心臓の動きを薬品で一時的に止め、人工心肺《じんこうしんぱい》につないで行うバイパス手術は、無事に成功しました。しかし、プレッシャーの影響なのか、手術で麻酔を終えた途端に、激しい腹痛に襲われ、トイレに駆け込みました。

下痢《げり》を起こしていたことは予想どおりでした。しかし、便器に目を向けたときに、想定外の事態に陥《おちい》っていることを知らされました。血便が出ていたのです。

疲労やストレスから下痢を起こすのは、よくあることです。しかし、血便となると話は別です。肛門《こうもん》に痛みなどはないので、痔《じ》ではなさそうです。ということは、消化管《しょうかかん》（食道から肛門まで）内のどこかで出血している可能性が高く、場合によっては重篤《じゅうとく》な病気に罹《り》患《かん》していることも考えられるからです。

血便という初めての経験に私はショックを受け、パニックになりかけました。しかし、だからといって仕事を休んで治療を受けるわけにはいきません。翌日以降も緊急手術はさけられそうになく、初の論文提出の締め切りも刻一刻と迫っています。私は「きっと、このところの無理がたたったのだろう」と無理やり自分にいい聞かせて、再び激務の中に戻っていきました。

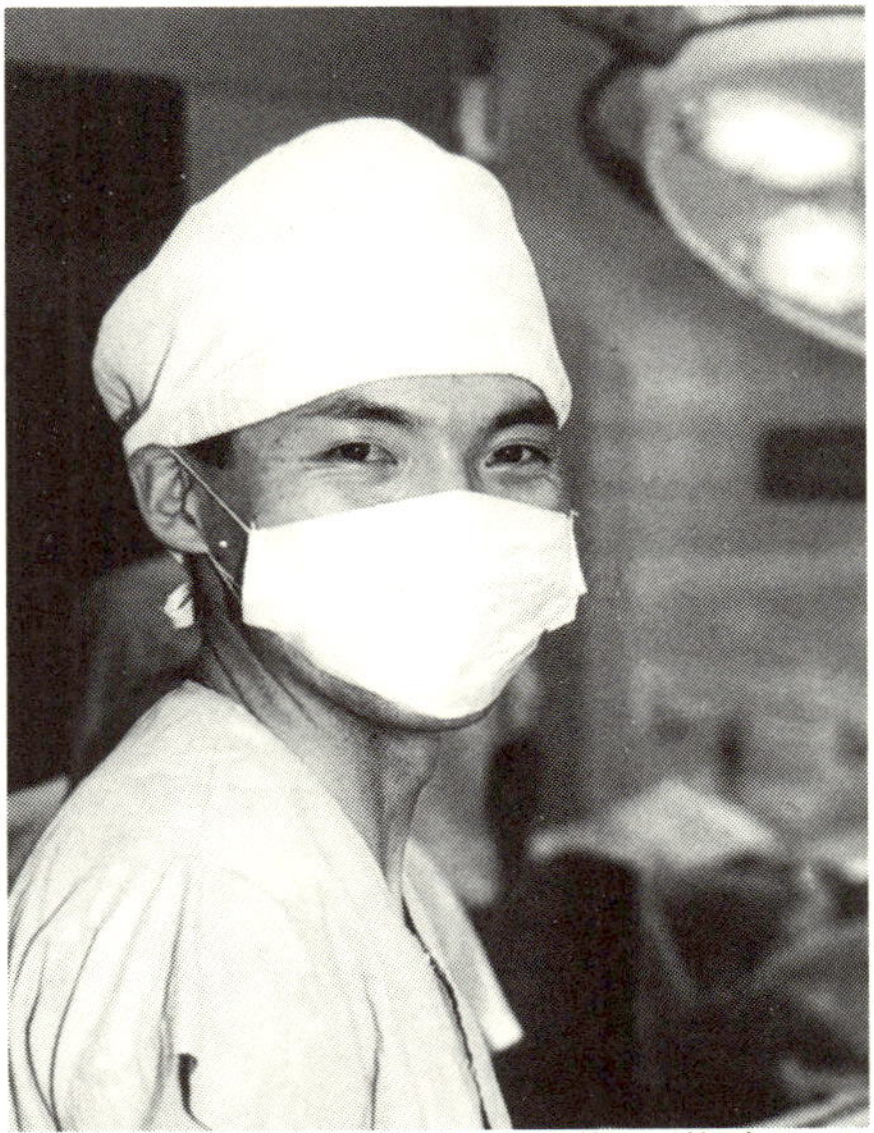

熊本大学医学部麻酔科時代。激務により血便が出ても仕事は変わらず続けた

その後も下痢は続き、血便も何

度か出ていました。しかし、激務は変わることなく続き、検査も治療も受ける時間を捻出することができませんでした。私は、そのストレスを紛《まぎ》らわすために、手術終わりの深夜にコンビニエンスストアに出向き、コンビニ弁当やお菓子を買っては食べるようになりました。そのうえ、年末には職場の忘年会の幹事まで引き受けて、痛飲してしまう始末でした。

その影響は確実に体に現れました。1日数回の水のような下痢と、ときおり見られる血便に加え、下腹の差し込むような痛みと腰の鈍痛《どんつう》、そして全身のだるさに襲われるようになったのです。

その期《ご》に及んでもなお、私は「きっと過敏性腸症候群《かびんせいちょうしょうこうぐん》だろう」とたかをくくっていました。過敏性腸症候群は、とくに消化器に疾患《しっかん》がないにもかかわらず、下痢や腹痛、ひどくなると血便が出ることもある病気です。その発症には、ストレスなど心理的な要因が大きくかかわっているといわれています。いまになって思うと、たかをくくっていたというよりも、心の底で「重篤な病気とはいえない過敏性腸症候群であってほしい」と願っていたのだと思います。

☀X線写真に貼られた自分の名前を見て全身が震えた

そうした思いが打ち砕かれたのは、年末近くのことでした。これまでとはまったく違う、目に見えて真っ赤な血便が出たのです。「いよいよ、くるべきものがきた」と悟った私は、自分が勤務する病院でようやく検査を受けることにしました。

私が受けたのは、肛門からバリウム（造影剤）を注入して腸内をX線撮影する「注腸《ちゅうちょう》造影検査《ぞうえいけんさ》」でした。バリウムとともに空気を肛門から入れて腸管《ちょうかん》を膨らませることで、大腸の隅々までバリウムを行き渡らせて、大腸全体の状態をくわしく知ることのできる検査です。

撮影中は体をグルグルと回して体位を変えられたり、撮影後に下剤を飲んでバリウムを出さなければなかったりで、心身ともに疲れきった状態で検査結果を待っていると、看護師がX線写真を持って来るのが目に入りました。そのX線写真を見た瞬間に、それが潰瘍《かいよう》性大腸炎《せいだいちょうえん》であることがわかりました。

潰瘍性大腸炎といえば、大腸の粘膜に炎症が起こる難病です。しかも、そのX線写真は、潰瘍性大腸炎のなかでも最も重症の、大腸全体に炎症が起こる「全大腸型」でした。

しかし、その時点で、そのX線写真が自分のものだとは思っていませんでした。深層心理として「自分が潰瘍性大腸炎であるはずがない」という思いがあったのかもしれません。

ところが、その看護師がX線写真に貼ったラベルを見ると、「西本真司《にしもとしんじ》」と書かれているではありませんか。私は呆然とするばかりでした。

気がつくと、私は全身をブルブルと震わせていました。潰瘍性大腸炎が原因も治療法も不明で、寛解《かんかい》（症状がおさまっている状態）と再燃《さいねん》（症状が再び悪化した状態）をくり返して、根治《こんち》は望めない病気であることは、研修医である私でも周知のことです。「なぜ自分がそんな病気に」「これからどうなってしまうのか」という思いが頭の中で渦巻いていました。

私はストレッチャーに乗せられて、そのまま緊急入院することになりました。2人部屋の病室に運ばれると、そこにいたもう一人の患者さんは、なんと前年の12月18日の心臓外科手術で私が麻酔を担当したかたでした。

「あれ、先生、どうしたんですか?」ときかれても、苦笑するしかありません。

「先生、無理はいけませんよ」といわれたときには、なんとも情けない気持ちでいっぱい

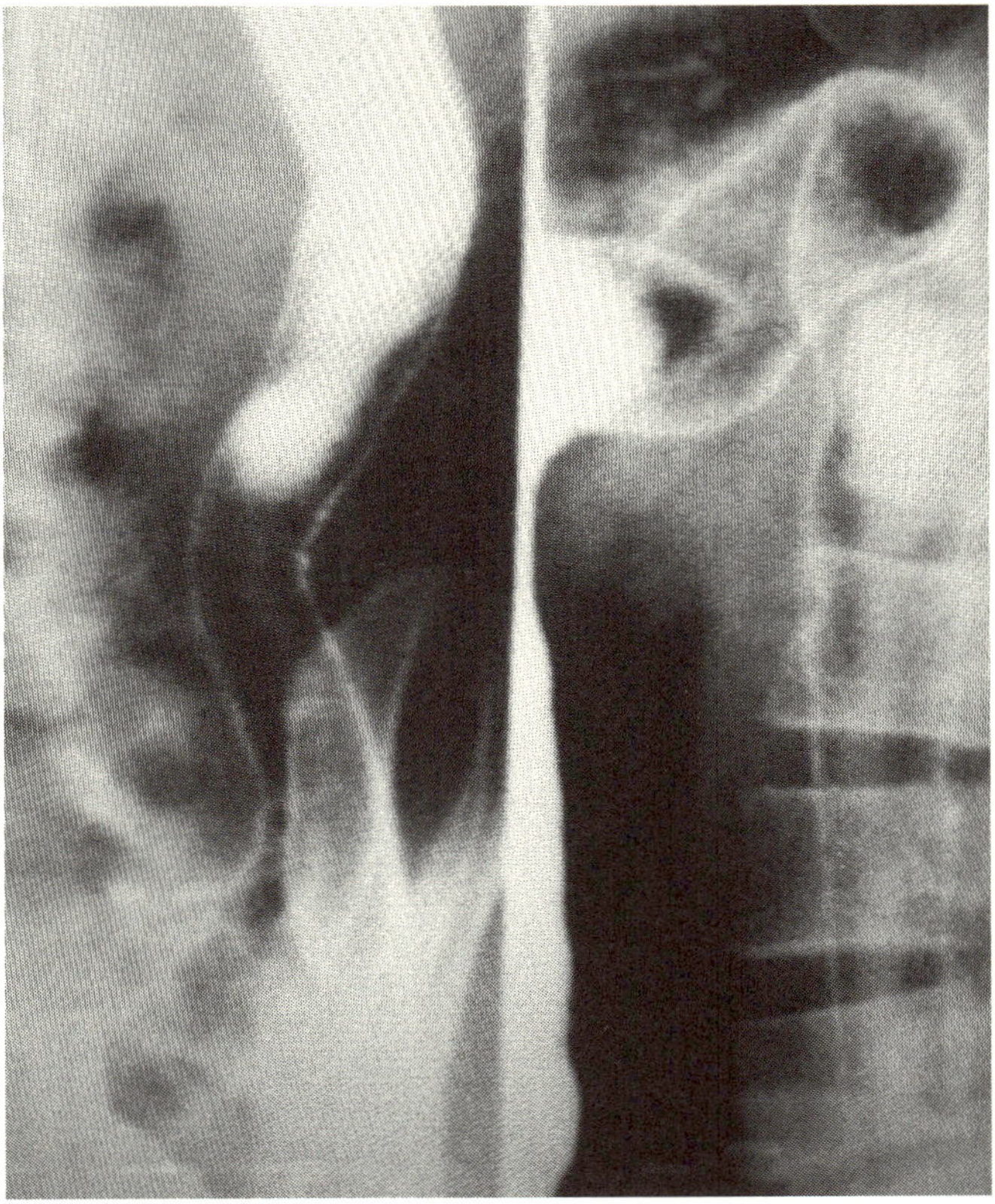

１回めの注腸造影検査から。大腸全体に炎症が認められる。この写真に看護師が自分の名前のラベルを貼ったとき、全身がブルブルと震えた

になりました。
こうして私の闘病生活が始まったのです。

☀「99・999％治らない」

入院当初は、精神的なショックと下痢などの症状がひどかったことから、あまり眠れない日が続きました。しかし、激務から解放されたことで、心身に休息を与えることができたからか、1週間ほど経過すると症状が徐々におさまってきて、夜もよく眠れるようになってきました。

気持ちも前向きになってきたため、今後の治療方針を自分なりに検討してみました。そして、その結果、私はステロイド薬（副腎皮質《ふくじんひしつ》ホルモン薬）を使わずに治療を受けることを希望しました。

ステロイドは、人体の中でつくられる最も強力なホルモンです。そのため、さまざまな治療に使われますが、その半面、強い副作用のあることも知られています。そのような強いホルモンを人為的に投与することに大きな抵抗感があったのです。また、ステロイド薬を使うことで、人間の体に本来備《そな》わっている病気を治す力「自然治癒力《しぜんちゆりょく》」が落ちてしまう危険性も危惧《きぐ》していました。

私が潰瘍性大腸炎で倒れた原因の一つに、論文の締め切りが迫っていて徹夜続きだったことがあるのは前述したとおりです。実は、その論文のテーマも「ステロイド薬の大量投与は危険性をはらんでいる」というものでした。このテーマを選んだのは、以前、麻酔を担当した若年性リウマチの９歳になる女の子が、麻酔中にけいれん状態になったことがきっかけでした。原因を調べると、使われていたアスピリンとステロイド薬の量が多すぎたことが判明したのです。

さて、ステロイド薬を使いたくないという私の申し出は、予想どおり、強く反対されました。内科医の一人からは「99・９９９％治らない」といわれました。

さらに、「この先、麻酔科医を続けるのはむずかしい」とまでいわれてしまいました。この宣告には打ちのめされました。

私は、片方の目の視線の向きが内側による「内斜視《ないしゃし》」が生まれつきあり、幼いころに３度にわたる手術を受けていました。そして、小学４年生のときに受けた３度めの手術で内斜視が完治した喜びから、作文に「将来は医者になりたい」と書きました。医師のなかで

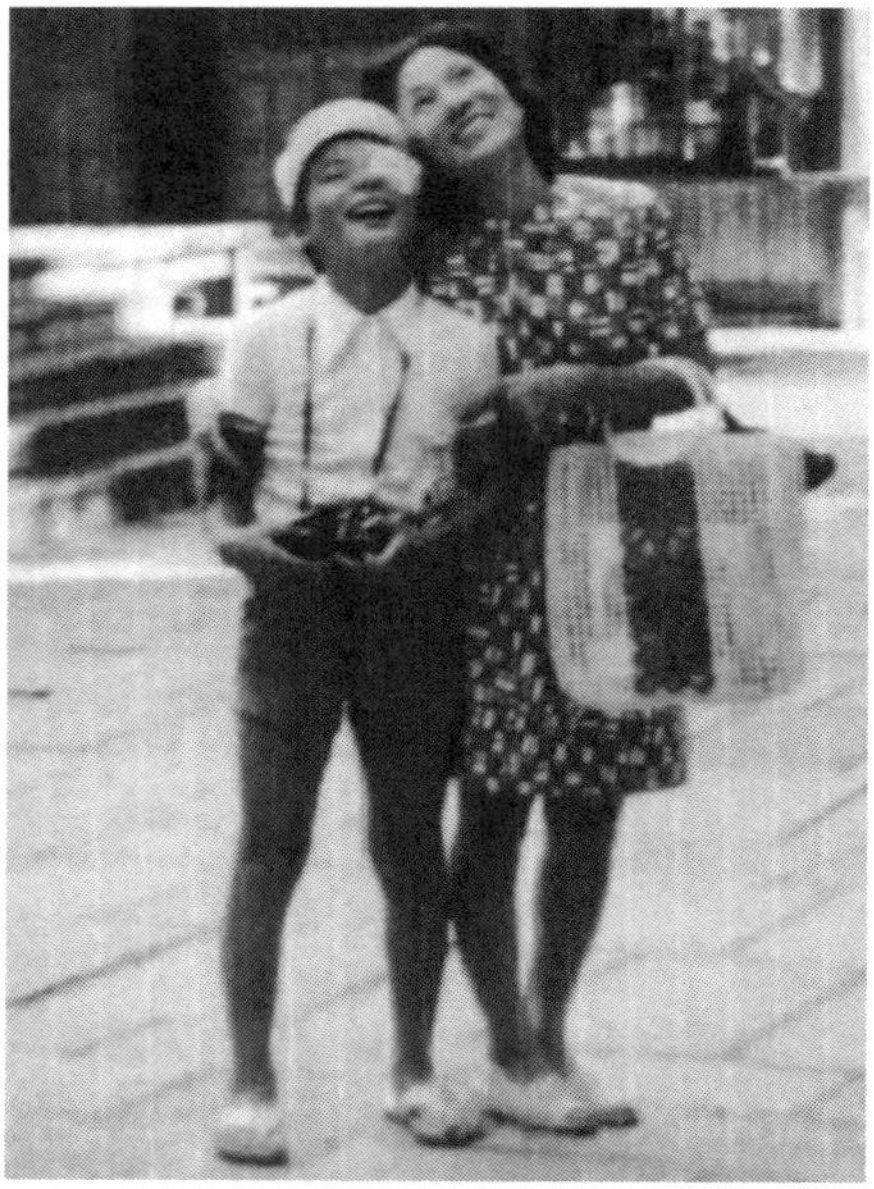

3回めの内斜視の手術のあとに母と。左目ばかりを使うので眼帯をしている

も、とくになりたかったのが麻酔科でした。これは、麻酔科医として奮闘する父を間近で見ていたことに加えて、自分が生まれ育った和歌山が、世界で初めて全身麻酔を行った華岡青洲《はなおかせいしゅう》先生を輩出した地であることも大きく影響していました。

「麻酔科医になって多くの人の痛みをやわらげたい」という夢をかなえるために、常に無理をしてがんばってきたつもりでした。それが、夢を実現させてわずか3年めでついえようとしているのです。

国の難治性疾患《なんちせいしっかん》に指定されている病気に罹患《りかん》したうえに、長年の夢まで失うと宣告され、私は絶望のどん底に堕《お》ちました。しかし、捨てる神あれば拾う神ありです。以前から親しくしていた別の内科医が、ステロイド薬は使わないという私の希望を聞き入れたうえで、担当医として「引き受けよう」といってくれたのです。

この申し出に、私はがぜん勇気づけられました。そして、潰瘍性大腸炎と真っ向から向き合い、自分なりの方法で病気を克服する決意をしました。

「99・999%治らないのなら、残りの0・001%になってやる！」と。

☀3ヵ月の入院生活を終えて薬もゼロに

ステロイド薬を使わないことを了承してもらった私の治療は、腸の粘膜に直接作用して炎症を抑えるサラゾスルファピリジン（商品名「サラゾピリン」）という薬と、食事はとらずにエンシュア・リキッドというドリンクタイプの栄養剤を飲む「経口栄養療法」が中心となりました。

ほぼ終日ベッドに横になり、サラゾスルファピリジンの服用と経口栄養療法を続けたところ、1ヵ月ほどで下痢や腹痛がかなりおさまってきました。

そして、2月に入って体力がかなり回復してくると、私はベッドの上で自律訓練法《じりつくんれんほう》を試すことにしました。自律訓練法は、高校1年生のときに恩師から教わった、自己暗示療法の一種です（くわしいやり方は90ページを参照）。

また、以前に購入して未読のままだった、〝仙道気功法《せんどう》〟について書かれた本を熟読し、実際に試しました。

さらに、高校と大学のコーラス部で身につけた腹式呼吸《ふくしきこきゅう》（息を吸うときにおなかをふくらませ、吐《は》くときにへこませる呼吸法）も実践しました。

とりあえず、自分でできることはなんでもやってみようという思いからでした。こうした行為が、私の体にどう影響したのかはわかりません。しかし、精神的にかなり余裕が出てきたのは間違いありませんでした。そして、緊急入院から3ヵ月後には、無事に退院することができたのです。

退院後は、それまで勤務していた救急病院から、緊急手術などが比較的少ない一般の病院に移り、再び麻酔科医として働けるようになりました。

退院後も自律訓練法や気功法、腹式呼吸を続けながら、私は新たな試みに着手しました。サラゾスルファピリジンの量を徐々にへらすことにしたのです。

サラゾスルファピリジンには、可逆的（回復可能）な精子形成阻害という副作用がありま す。つまり、男性不妊になったり、障害を持つ子供が生まれたりする可能性があるのです。確率的には1万人に1人程度といわれていますが、自分がその1人にならない保証はありません。

現在は、サラゾスルファピリジンの副作用を解消するために開発されたメサラジン（商品名「ペンタサ」）という薬がありますが、当時はまだメサラジンが開発されていなかったため、サラゾスルファピリジンの量をへらすことにしたのです。

その結果、退院してから8ヵ月後の11月には、外気法を中心とした〝真《しん》氣《き》光《こう》〟に出会い、新しい東洋医学的なツールがふえました。そして、それまで1日に8錠飲んでいたサラゾスルファピリジンをゼロにすることに成功しました。それでも、腹痛や下痢が起こることはなく、潰瘍性大腸炎を発症する前の状態にまで体調が回復しました。

再燃

気功法などのセルフケアを実践することによって自分の潰瘍性大腸炎が寛解したことから、私は気功法を臨床に応用することにしました。ペインクリニック（痛みを専門に治療する診療科）とガンの治療に気功法をとり入れてみたのです。

成果は上々で、そのことが評判を呼び、患者さんはどんどんふえていき、私は再び多忙な毎日を送るようになりました。午前中は気功法をとり入れたペインクリニック外来、午後は麻酔、夜にはガンの患者さんへの気功治療という具合でした。

こうして無理をしすぎた影響は、1ヵ月ほどで現れました。まず、腹部にうねるような痛みを感じるようになりました。そして、その年（1992年）の12月18日に激しい腹痛と下痢に襲われたのです。潰瘍性大腸炎の再燃でした。

2度めの発作《ほっさ》は、1度めの発作とは比べものにならないくらい激しいものでした。ものを食べるだけでなく、水を飲んだだけでも下痢が起こり、腹部から腰にかけての痛みも強烈でした。そして、翌1993年1月に、最初に入院した緊急病院に再入院となりました。

このときは、前回の入院時のように経口栄養剤を飲むこともできず、点滴《てんてき》で栄養を補給するIVH（中心静脈栄養療法《ちゅうしんじょうみゃくえいようりょうほう》）を受けました。しかし、下痢はおさまらず、少ない日でも1日20回、多い日は46回もトイレに駆け込んでいました。しかも、出るのは血便ばかりでした。

IVHのつらいところは、ものを食べる楽しみを奪われることです。せめて水をひとくちでもと思いましたが、水を飲もうものなら、さらに激しい下痢を起こすことは目に見えています。まるで断食《だんじき》の修行をしているようでした。

こうしてＩＶＨのみで栄養補給をしていた影響から、１ヵ月で体重は23キロもへってしまいました。

臨死体験

この２度めの入院中に不思議な体験をしました。最も症状が重く、精神的にも最も落ち込んでいたときのことでした。

私は鎖骨《さこつ》の下にＩＶＨの点滴の針が入った状態でベッドに横たわっていました。眠っていたのか、ボーッとしていたのか、記憶が定かではありません。

気がつくと、私はベッドの上の空間に浮いていました。そして、ふと下を見ると、ベッドに寝ている自分の姿が見えるのです。夢を見ているのかなと思いましたが、夢にしてはあまりにリアルな風景でした。

私の体はさらに上へ移動し、病室の壁のところまでくると、壁をすり抜けて病院の外の上空にいました。すると、病院のそばにあるコンビニの前に人影が見えました。「誰だろう？」と思うと、カメラのズームのように人影がだんだん大きくなって、顔が見えました。それは、以前から病院内で「あの2人はつきあっているのでは？」と噂になっていた医師と看護師でした。

さらに、西の方角へ上昇していくと、そのころ住んでいたマンションの上にまで来て、7階にキティちゃんの絵が描かれた子供用の自転車が見えました。ちなみに、私の自宅は4階だったので、7階まで上がったことはありませんでした。

そこからまた上昇していくと、黄金色をした卵形の大きな光のかたまりが見えました。その光に向かっていくと、不思議な声が聞こえてきました。その声は三つのメッセージを伝えていました。

それは

「将来、体だけでなく心や魂《たましい》まで見つめるホリスティック（全人的）な医療が必要とされる」

「6～7年後に発表できる場が用意されているので、それまではこの体験を誰にも話してはいけない」

「このあとも何度か潰瘍性大腸炎が再燃するが、必ず克服できる」

というものでした。

そんなメッセージを聞きながら、「あの光の中に入ったら気持ちいいのだろうな」と思ったとき、お尻のあたりが冷たいことに気づき、「おもらしをしてしまった！」と、われに帰りました。そして、その瞬間、ドーンという衝撃を受けて、私はベッドの上に戻っていました。

お尻の冷たさはそのままだったので、室内灯をつけて見てみると、そこにあったのは便ではなく、真っ赤なネバネバの血液でした。何かの拍子に点滴の針がはずれて、血液が逆流していたのです。あわててナースコールを押して、ことなきを得ました。もし、血液の逆流に気づくのがもう少し遅かったら、命を落としていたかもしれません。

その後、私は手術記録をこっそり見て、コンビニの前で見た２人が、その日の夜に緊急手術の担当で病院に来ていたことを知りました。さらに、退院後に自宅マンションの７階に上がってみると、確かにキティちゃんの描かれた子供用の自転車がありました。

やはり、あれは夢ではなかったのです。ということは、臨死《りんし》体験としか考えられませんでした。

☀2度めの再燃と合併症

このような死の一歩手前ともいえる体験をしながらも、サラゾスルファピリジンと経口栄養療法が功を奏して、その年の3月には退院することができました。

しかし、黄金色の光に向かっていく途中で聞こえてきたメッセージは現実のものとなってしまいました。その後も再燃をくり返したのです。

2度めの再燃は、再退院から3ヵ月後の6月でした。前回の再燃時よりもさらに激しい症状に襲われたのです。とくに腹部と腰の痛みは強烈で、S状《エスじょう》結腸《けっちょう》のあたりに杭《くい》を打ち込まれるような激痛が走りました。あまりの痛さに、職場で横にならざるを得ないほど。

それでも私は、ステロイド薬はもとより、入院中に服用していたサラゾスルファピリジンさえ拒否して、自律訓練法や気功法、腹式呼吸などのセルフケアで乗り切ることを決意しました。

この間、赤血球《せっけっきゅう》の沈降速度を示す血沈《けっちん》、赤血球に含まれる色素であるヘモグロビン、血清中に現れるたんぱく質であるCRPなどのデータを自分でとり、経過を観察しました。

２度めの再燃から44日後に計測したデータでは、血沈が１７８㎜／ｈ（男性の基準値は１～10㎜／ｈ）、ヘモグロビンが10ｇ／dℓ（男性の基準値は13～16・６ｇ／dℓ）、ＣＲＰが14・８㎎／dℓ（基準値は０・３㎎／dℓ以下）と、いずれも基準値を大幅に超えるか下回り、炎症反応も貧血も非常に悪い状態を示していました。

しかし、セルフケアを根気強く続けていたところ、数値も症状も徐々に改善に向かい、約１５０日をかけて３度めの寛解期を迎えることができたのです。

その後の３年間は、比較的おだやかな日々でした。ところが、１９９７年1月に、今度は合併症《がっぺいしょう》（一つの病気に伴《ともな》って起こる他の病気）を引き起こしてしまったのです。

岡山での講演後、熊本に戻り、再び和歌山に帰る飛行機に乗っているときのことでした。急に肛門に激痛が走り、お尻を座面につけられなくなったのです。体を斜めにしてお尻が座面にふれない体勢にして、冷や汗をかきながら着陸をしました。

そのまま外科的処置ができる診療所に運ばれ、診《み》てもらったところ、潰瘍性大腸炎の合併症の一つである肛門周囲膿瘍《こうもんしゅういのうよう》でした。肛門周囲膿瘍は、肛門付近に膿《うみ》のかたまりができる病気です。すぐに膿瘍を切開して膿を出してもらいました。たまっていた膿は約２００㎖もあったそうです。

おかげで、肛門周囲膿瘍は解消しました。ところが、安心したのも束の間、今度は下痢が止まらなくなったのです。なんと3度めの再燃でした。おそらく、肛門周囲膿瘍の細菌感染を防ぐために、抗生剤《こうせいざい》を使ったことが原因でしょう。

このときは、症状の激しさから、ステロイド薬を使わざるを得ませんでした。それまで、ステロイド薬を拒否し続けてきただけに、不本意ではありました。しかし、そんな気持ちとは裏腹に、驚くほどの速さで症状がおさまりました。副作用も、やや興奮状態になる程度で済みました。

急性期に絶大な効果を表す西洋医学の必要性を、身をもって知らされたことは、貴重な体験だったといえるでしょう。それ以降は、西洋医学を頭から否定するのではなく、西洋医学と代替医療《だいたいいりょう》（西洋医学以外の医療）のよい点と悪い点を知ったうえで、そのときに最も適切な治療法を選択することが、私の医師としてのポリシーとなったのです。

4度めの再燃から26年

それから1年後の1998年1月、私はまたもや病院のベッドに横たわっていました。

4度めの再燃により、またしても入院生活を送っていたのです。

その前年の10月と11月に、肺ガンの患者さんを相次いで看取ってから体調がくずれだし、さらに12月に末期ガンの患者さんが亡くなると、ショックを抑え切ることができなくなりました。すると、ほどなくして下痢と腹痛が止まらなくなったのです。

このように、潰瘍性大腸炎はストレスと密接につながっており、トラウマ（心の傷）が発症と深くかかわっています。私自身の体験からも、それは明確でした。

改めて振り返ってみると、私は多くのトラウマを抱えて生きていました。前述した内斜視による3度におよぶ手術、兄とやんちゃな弟の間で「いい子」を演じざるを得なかった幼少期、厳格な父と祖父に対する緊張感、常にがんばりすぎて無理をしがちな性格、最愛の祖母のひき逃げ事故死、同じ女性に対する7回にわたる失恋、大学時代の頭部外傷と過換気症候群《かかんきしょうこうぐん》……いずれもが私の心に深い傷を残し、潰瘍性大腸炎へとつながっていった気がします。

とくに、2度めの再燃を除く発症時期が、いずれも年末から正月にかけてであることからも、祖母の死によるショックがいかに大きいかがわかります。12月18日は祖母の命日で、毎年その日が近づくと、決まって体調をくずしていたのです。

さて、4度めの再燃は、またしても過酷なものでした。CRPは72・8㎎／dℓと過去最悪で、再びステロイド薬を使わざるを得なくなり、これにIVHとメサラジンを加えた治療が約1ヵ月続きました。

こうして4度めの再燃をなんとか乗り切りましたが、結果的にこの4度めの再燃が私にとって最後の再燃となりました。1998年2月27日に退院してから減薬を行い、同年4月から現在に至るまで、一切、ガイドラインの西洋薬を使っていないにもかかわらず、一度も症状が出ていないのです。

医学的には、潰瘍性大腸炎は寛解しても根治はしないといわれています。しかし、すでに26年以上再燃しておらず、厚生労働省から難治性疾患の認定も取り消されているのですから、これはもう根治といってもよいのではないでしょうか。

ここまでよくなった原因は二つ。一つは、自分自身のことを振り返り、自分の弱点やトラウマとしっかりと向き合ったこと。そして、もう一つが潰瘍性大腸炎を克服するカギを学び、その学びに基づいたセルフケアを確立・実践できたことです。

第2章　潰瘍性大腸炎とは？

☀食生活とストレスの影響で推定患者数は約22万人

国内で潰瘍性大腸炎《かいようせいだいちょうえん》が最初に報告されたのは、1928年のことです。当時は10症例しかなく、非常にめずらしい病気とされていました。しかし、その後、患者数は年々増加し、1980年には4000人以上になり、私が発症した1990年には2万2000人を超えました。

それ以降も患者数は増加の一途をたどっています。左ページの図によると、2015年以降に減少しているように見えますが、これは2015年1月に医療受給者証の認定基準が変更になったためで、実際の患者数は依然増加傾向にあり、厚生労働省の調査では現在の患者数は約22万人と報告されています。

潰瘍性大腸炎の原因は、いまだにハッキリとは解明されていません。しかし、ここまで患者数がふえた背景に、食生活の欧米化とストレスの増加があることは間違いないでしょう。

34ページの図をご覧ください。2000年の日本人の米の摂取量は1950年の約半分

潰瘍性大腸炎医療受給者証交付件数の推移

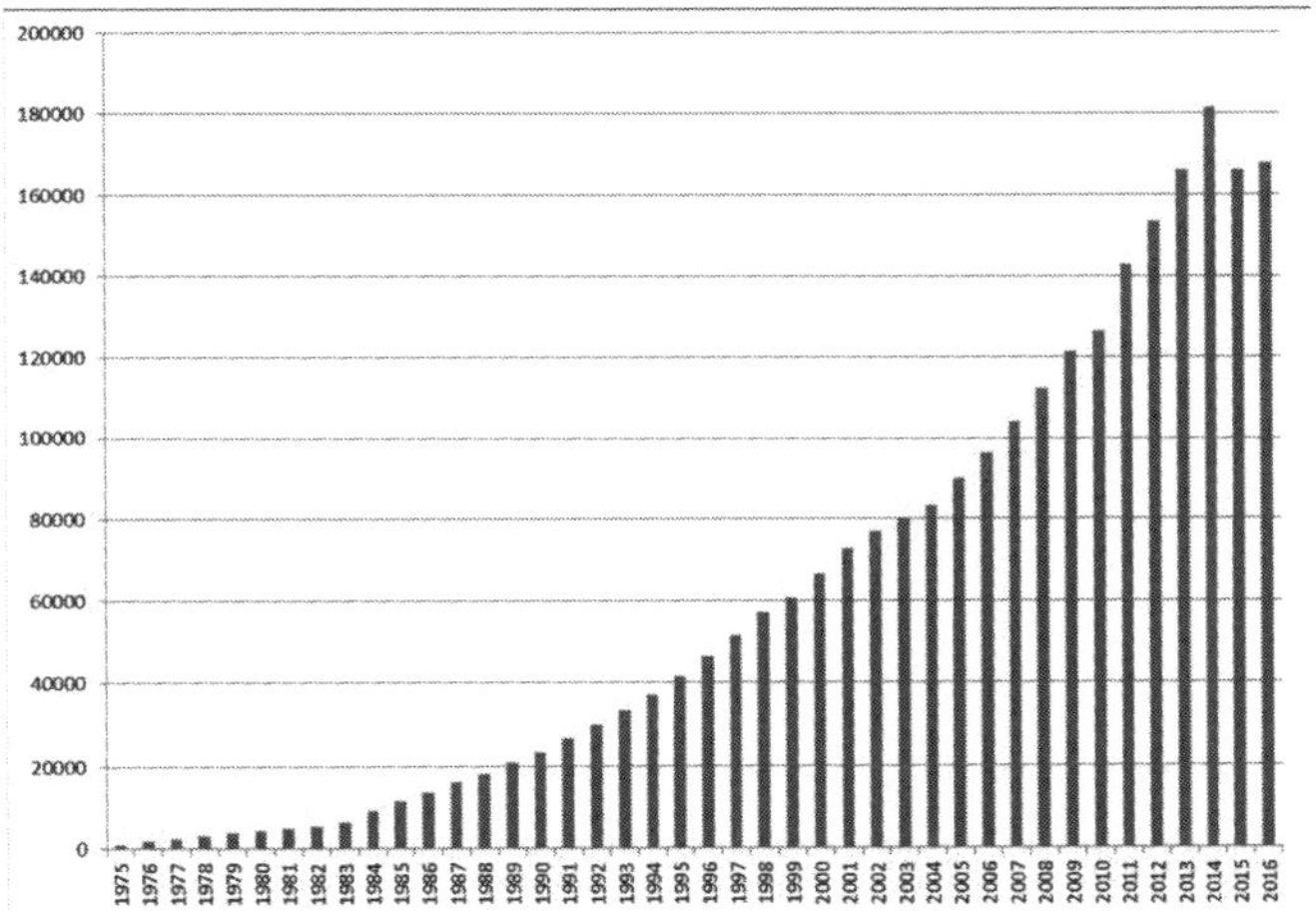

になっています。その一方で、２００７年には乳製品の摂取量が約18・2倍、肉類が約９・８倍、卵が約６・４倍までふえています。こうした食生活の欧米化は、「動物性脂肪の摂取《せっしゅ》は潰瘍性大腸炎の発症を増加させる可能性がある」という厚生労働省による診療ガイドラインとみごとに一致しています。

また、食品の質の変化も見逃せません。大量生産による利益優先のため、家畜には抗生剤《こうせいざい》や成長ホルモンが投与され、食品には保存のためのさまざまな食品添加物が使われています。さらに、マーガリンやスナック菓子には、多くの国や地域で規制されているトランス型脂肪酸《しぼうさん》が依然として含まれ

日本人の食生活の変化（1日あたりの摂取量）

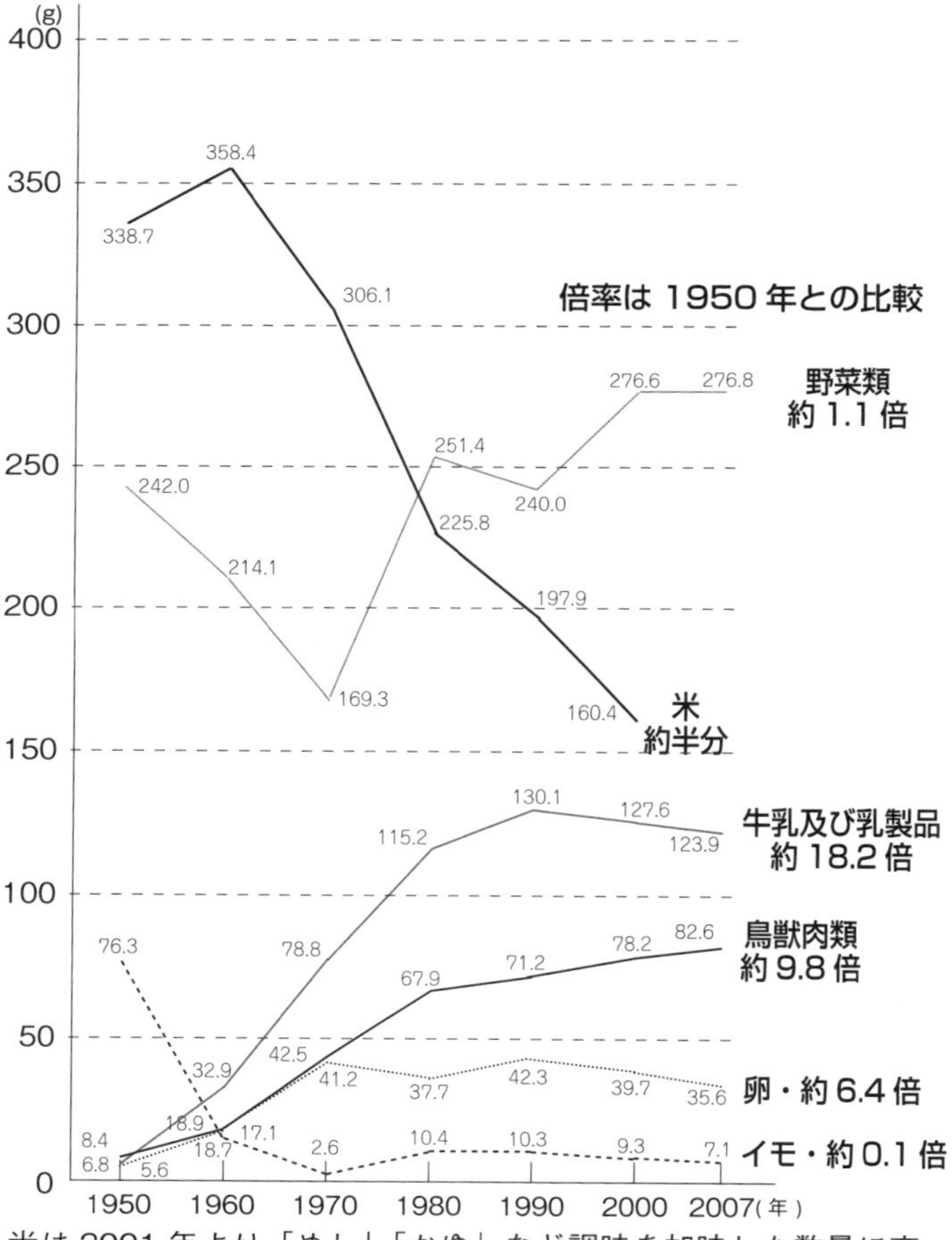

米は 2001 年より「めし」「かゆ」など調味を加味した数量に変更されたため、それ以前の数値と同様に比較はできない

資料『五訂増補食品成分表 2011』（女子栄養大学出版部）、厚生労働省『国民健康・栄養調査』
※『石原結實式「空腹」で免疫力を上げ病気を治す！若返る！』（宝島社）p15 より改変して引用

ています。

現代社会がストレスのかたまりであることは疑いの余地がありません。街は24時間眠らずに煌々《こうこう》とした灯りにさらされ、そこで過ごす人々はパソコンやスマホに依存した生活に浸《ひた》っています。経済状況に明るい兆《きざ》しは見えず、社会全体が重い閉塞感《へいそくかん》におおわれていま す。このような状況下では、意志とは無関係に内臓や血管の働きを支配している「自律神経《じりつしんけい》」のバランスが乱れやすくなります。

潰瘍性大腸炎は自己免疫疾患《じこめんえきしっかん》の一つです。自己免疫疾患とは、外界から侵入したり、体内でつくられたりした異物を排除する「免疫機能」に異常が起こり、自分の体を攻撃することによって起こる疾患を指します。

この免疫機能に、自律神経は大きくかかわっています。すなわち、自律神経のうち、リラックスモードの副交感神経《ふくこうかんしんけい》の働きが弱り、緊張モードの交感神経《こうかんしんけい》が優位になると、免疫機能に異常が生じやすくなるのです。なお、このメカニズムの詳細については、次章で解説します。

潰瘍性大腸炎のタイプと症状の度合い

食生活とストレスの影響で急増している潰瘍性大腸炎。腸の粘膜に炎症が起こり、激しい腹痛と下痢《げり》をくり返すこの難病の正体について、くわしく解説しましょう。

まず、潰瘍性大腸炎のタイプについてです。

潰瘍性大腸炎には、病変が直腸だけの「直腸炎型《ちょくちょうえんがた》」、直腸とS状結腸《エスじょうけっちょう》におよぶ「遠位《えんい》大腸炎型《だいちょうえんがた》」、直腸から横行結腸《おうこうけっちょう》中央部までの「左側大腸炎型《さそくだいちょうえんがた》」、大腸全体におよぶ「全《ぜん》大腸炎型《だいちょうえんがた》」の四つのタイプがあります。炎症の起こっている範囲が狭いほど症状が軽く、範囲が広がるほど重くなります。

症状の度合いは4段階に分かれます。軽度の下痢や少量の血便が出る「軽症」、頻度《ひんど》の高い粘血便や水様血便に発熱・頻脈《ひんみゃく》などの全身症状を伴う「重症」、軽症と重症の中間程度の症状の「中等症」、重症のなかでも1日15回以上の血性下痢、38℃以上の高熱、白血《はっけっ》球《きゅう》の異常などを伴う「劇症《げきしょう》」です。ちなみに、私は初診時は、全大腸炎型の中等症でした。

症状が落ち着く「寛解《かんかい》」と、悪化する「再燃《さいねん》」をくり返す特徴があり、基本的に根治《こんち》は

腸の構造

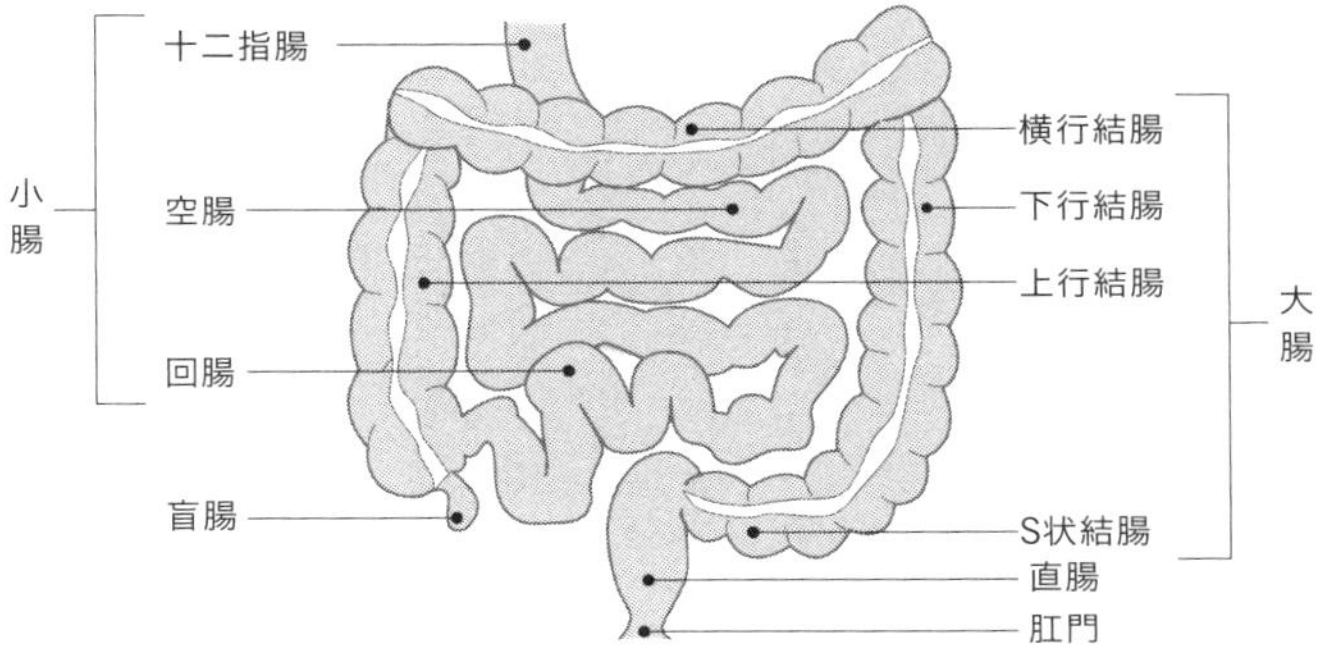

潰瘍性大腸炎の病変範囲の分類

左側大腸炎型

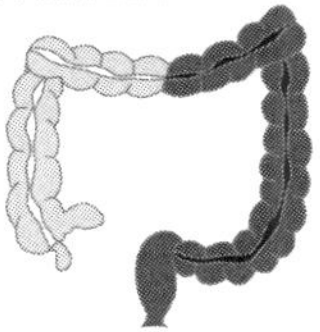

病変が大腸の脾湾曲部
から肛門側だけ

直腸炎型

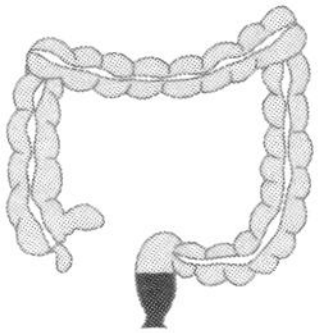

病変が直腸だけ

全大腸炎型

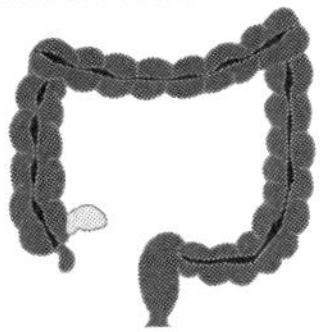

病変が大腸全体に及ぶ

遠位大腸炎型

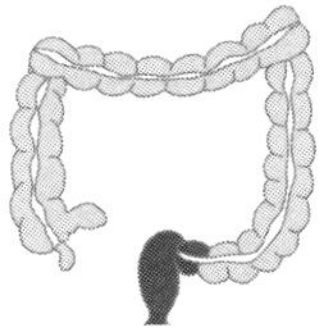

病変が直腸とS状結腸だけ

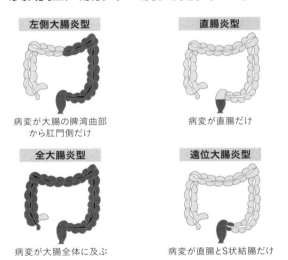

潰瘍性大腸炎の重症度

重症度	症　状
軽　症	排便回数4回以下。 軽度の下痢や少量の血便
中等症	軽症と重症の中間程度の症状
重　症	排便回数6回以上。 頻度の高い粘血便・水様便に、37.5℃以上の発熱などの全身症状を伴う。 1分間に90回以上の頻脈。 貧血、血沈異常
劇　症	重症のなかでも1日15回以上の血性下痢、 38℃以上の高熱、白血球数の異常などを伴う

望めない病気と定義されています。しかし、私は薬から完全に離脱してから現在に至るまでの26年間、症状がまったく出ていないので、根治したと認識しています。

このように潰瘍性大腸炎に罹患《りかん》しながらも各方面で活躍されているかたがたは多数いらっしゃいます。そのなかでも最も有名なのは、故・安倍晋三《あべしんぞう》氏でしょう。２００６年に体調不良を理由に首相を辞任し、のちに、潰瘍性大腸炎であることを公表しました。しかし、その後、大腸で溶解するメサラジン製剤（商品名「アサコール錠」）、インフリキシマブ（商品名「レミケード」）という治療薬が劇的な効果を示し、２０１２年に首相に返り咲きました。

残念ながら、２０２２年の忌《い》まわしい事件によりお亡くなりになりましたが、一国の首相を２度も務めたのは驚異としかいいようがありません。

その他にも、テレビなどで活躍するモデルで女優の高橋《たかはし》メアリージュンさんやタレントの若槻《わかつき》千夏《ちなつ》さん、プロ野球・オリックス・バファローズで活躍し、２０２４年に引退された安達《あだち》了一《りょういち》さんなども、潰瘍性大腸炎であることを公表しています

医療機関での診断法と治療法

それでは、医療機関では、どのような診断法と治療法が行われているのでしょうか。

診断法としては、血液検査、肛門《こうもん》からバリウムなどの造影剤を注入してX線撮影を行う「注腸造影検査《ちゅうちょうぞうえいけんさ》（大腸X線検査）」、先端にレンズがついたファイバースコープを肛門から挿入《そうにゅう》して大腸の粘膜の状態を調べる「大腸内視鏡検査《だいちょうないしきょうけんさ》」があげられます。

２０１７年には、「便中カルプロテクチン検査法」という画期的な検査法が健康保険の適用となりました。カルプロテクチンは、腸管粘膜《ちょうかんねんまく》の炎症反応を示す物質です。便中のカルプロテクチンの量を測定することで、腸管の炎症度を把握することが可能となったため、

内視鏡検査をしなくても便検査で済むようになったのです。これにより、患者さんの負担はかなり軽減されました。

さらに2020年には、LRG検査という血液検査法も健康保険の適用となりました。LRG（ロイシンリッチα《アルファ》2グリコプロテイン）は血清糖たんぱくの一種で、血中の濃度によって潰瘍性大腸炎をはじめとする炎症性腸疾患《えんしょうせいちょうしっかん》（免疫細胞が腸の細胞を攻撃して腸に炎症を起こす病気）の炎症反応を評価します。カルプロテクチンと同様に、内視鏡による患者さんの負担をへらす検査法として、当クリニックでもとり入れています。

治療法は診療ガイドラインで定められており、薬物療法が基本とされています。

大腸の炎症を抑える薬の代表的なものとしては、サラゾスルファピリジン（商品名「サラゾピリン」）とメサラジン（商品名「ペンタサ」）があげられます。ただし、どのような薬にも副作用が伴《ともな》います。サラゾスルファピリジンには、食欲不振、悪心《おしん》（吐《は》きけ）・嘔《おう》吐《と》、胃痛、発熱、頭痛、めまい、肝臓《かんぞう》障害、腎臓結石《じんぞうけっせき》、再生不良性貧血、顆粒球《かりゅうきゅう》・血小《けっしょう》板《ばん》の減少、発疹《ほっしん》、かゆみ、可逆的（回復可能）な精子形成阻害などの副作用があります。

メサラジンは、こうしたサラゾスルファピリジンの副作用を解消するために開発された薬ですが、それでも、メサラジン自身には、腹痛、悪心、発熱、頭痛、肝炎《かんえん》、膵炎《すいえん》、再生不良性貧血、白血球《はっけっきゅう》・血小板の減少、発疹、かゆみなどの副作用が起こる可能性があります。

この二つの薬に加えて、日本では２００９年に認可されたのが、前述したアサコールです。アサコールはメサラジンと同じくメサラジン製剤ですが、酸性では溶《と》けずにアルカリ性で溶ける性質の物質でコーティングされているため、大腸内に入ってから有効成分が放出されるという利点があります。考えられる副作用は、メサラジンとほぼ同じです。

重症の場合や、軽症から中等症であってもサラゾスルファピリジンやメサラジンと併用されることが多いのが、ステロイド薬（副腎皮質《ふくじんひしつ》ホルモン薬）です。ステロイド薬はスピーディーな効果を発揮する半面、副作用が強いことから、使用は短期間に抑え、効果が現れたら徐々に投与をへらしていきます。考えられる副作用としては、ムーンフェイス（顔のむくみ）、ニキビ、食欲亢進《こうしん》、体重増加、多毛、不眠、骨粗鬆症《こつそしょうしょう》（骨の中がスが入ったように空洞状になる症状）、筋力低下、消化性潰瘍、血栓症《けっせんしょう》（血管内に血液のかたまりができる症状）、糖尿病、白内障《はくないしょう》（目のレンズの役割を果たす水晶体《すいしょうたい》が白くにごって視力が落ちてくる症状）、緑内障《りょくないしょう》（眼圧《がんあつ》が上がって視力が落ちてくる症状）、高血圧、イライラ、うつ状態などがあります。

これらの薬でも効果がない場合や、ステロイド薬の減量や中止によって症状が悪化した場合に推奨されているのが、免疫抑制剤《めんえきよくせいざい》です。免疫抑制剤は、文字どおり、免疫系の活動を抑制または阻害する薬です。アザチオプリン（商品名「イムラン」）が代表的なもので、移植手術後によく使われます。ステロイド依存性の潰瘍性大腸炎、クローン病の寛解維持で使用されます。もともと関節リウマチ、クローン病の治療薬として日本に入ってきたインフリキシマブ（商品名「レミケード」）が、2010年に潰瘍性大腸炎の治療薬として認可され、医療費自己負担の助成が受けられるようになりました。ただし、副作用はステロイド薬以上に強く、感染症、結核、発熱、頭痛、発疹、遅発性過敏症《ちはっせいかびんしょう》、脱髄疾患《だつずいしっかん》、間質《かんしつ》性肺炎《せいはいえん》、ループス様症候群《ようしょうこうぐん》、肝機能障害、血液障害、悪性新生物などの起こる可能性があります。

　免疫抑制剤と同様に、ステロイド薬による効果が得られない場合に使われるのが生物学的製剤です。生物学的製剤は、バイオテクノロジー（遺伝子組み換え技術や細胞培養技術）を用いて製造され、特定の分子を標的とした治療のために使われる薬です。潰瘍性大腸炎の適応となっている生物学的製剤としては、前述のインフリキシマブの他、アダリムマブ（商品名「ヒュミラ」）、ゴリムマブ（商品名「シンポニー」）、ベドリズマブ（商品名「エンタイビオ」）などがあります。副作用として、頭痛、吐きけ、セキ、のどの痛み、発疹、かゆみ、関節痛の他、インフュージョン・リアクション（投与中から投与後24時間以内に見られる注射に伴うアレルギー反応）や、肺炎・敗血症《はいけつしょう》・結核《けっかく》などの重篤な感染症を起こすこともあります。

　こうした薬物療法と並行して行われるのが食事指導です。具体的には、高たんぱく・高糖質・高ビタミンを心がけ、食物繊維《しょくもつせんい》の多い食品・脂肪の多い食品・刺激物をさけます。重症の場合は、食事をとらずにＥＤ（エレメンタル・ダイエット）というドリンクタイプの栄養剤を飲む「経口栄養療法」を行い、ＥＤも飲めない状態の場合には、点滴《てんてき》で栄養を補給するＩＶＨ（中心静脈栄養療法《ちゅうしんじょうみゃくえいようりょうほう》）を行います。

　この他に、健康保険の適用となっている治療法として白血球除去療法があります。これは、静脈血を体外に出し、フィルターを通すことによって、炎症を引き起こす白血球の成分を除去し、再び体内に戻すという治療法です。副作用が比較的少なく、専用の機械も普及が進んでいますが、もともと人間の体には白血球のバランスを整える能力が備《そな》わっているので、それを機械にたよるのは望ましいことではないと私は考えています。あくまでも一時的な使用にとどめるべきでしょう。

　以上のような治療法でも改善が見られない場合や、穿孔《せんこう》（大腸に穴が開くこと）、大腸ガンといった重篤《じゅうとく》な合併症《がっぺいしょう》（一つの病気によって引き起こされる他の病気）を起こした場合は、外科的治療、すなわち、手術の適応となります。

もう一つの炎症性腸疾患「クローン病」

潰瘍性大腸炎は炎症性腸疾患の代表的な病気ですが、他にもう一つ、炎症性腸疾患に分類される病気があります。それはクローン病です。

クローン病の最大の特徴は、潰瘍性大腸炎の炎症や潰瘍の出現する部位が大腸に限定されるのに対して、口腔《こうくう》から肛門まで、消化管《しょうかかん》のどの部位にも病変ができることです。

クローン病の患者数も潰瘍性大腸炎と同様に年々増加しており、調査開始時の1976年には128人だったのが、2016年には4万2789人となり、2020年には4万7633人と報告されています。また、10～20代の若者に多いのも特徴です。

2023年の診療ガイドラインによると、病変の起こる範囲によって、病変が小腸のみに認められる「小腸型」、病変が大腸のみに認められる「大腸型」、病変が小腸と大腸の両方に認められる「小腸大腸型」の三つに分類されます。

クローン病の病変範囲による分類

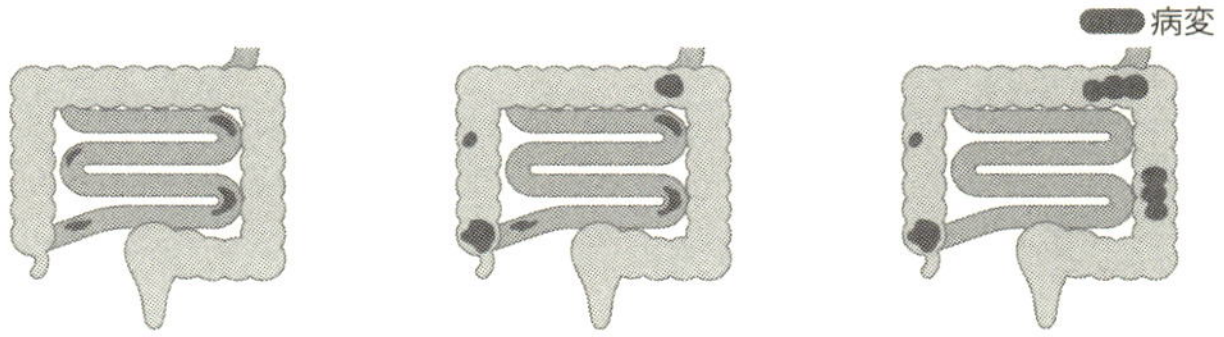

小腸型	小腸大腸型	大腸型
病変が小腸のみに認められる	病変が小腸と大腸の両方に認められる	病変が大腸のみに認められる

クローン病の重症度分類（IOIBD）

1．腹痛	□
2．1日6回以上の下痢または粘血便	□
3．肛門部病変	□
4．瘻孔（炎症で腸管に穴が開き、近くの臓器とつながってしまった状態）	□
5．その他の合併症（ぶどう膜炎、虹彩炎、口内炎、関節炎、皮膚症状〈結節性紅斑、壊疽性膿皮症〉、深部静脈血栓症など）	□
6．腹部腫瘤（腹部を触ったとき、こぶのようなものがある）	□
7．体重減少	□
8．38℃以上の発熱	□
9．腹部圧痛（腹部を押したときに痛みがでる）	□
10．10g/dl以下のヘモグロビン（貧血）	□
合計	点

※1項目1点とし、2点以上で医療費助成の対象となる。

※IOIBD（International Organization for the study of Inflammatory Bowel Disease）は10項目のそれぞれに当てはまれば1点、当てはまなければ0点とし、2点以上であれば活動性、1点以下であれば緩解と判断するスコア。

重症度は、過去１週間の腹痛や下痢などの症状や、合併症の数などを点数化したＣＤＡＩ（Crohn's Disease Activity Index）や、ＩＯＩＢＤスコア（International Organization for the study of Inflammatory Bowel Disease）によって分類されます（45ページの表を参照）。

初期症状としては、下痢と腹痛の他、血便、体重減少、発熱、肛門の異常（肛門周囲《こうもんしゅうい》膿瘍《のうよう》、痔瘻《じろう》、裂肛《れっこう》、狭窄《きょうさく》など）が現れることもあります。

診断は、問診後に血液検査を行い、貧血、栄養状態、炎症反応などを調べます。自覚症状や血液検査の異常が続く場合には、大腸や小腸の内視鏡検査やＸ線検査を行います。また、腹部の超音波検査、ＣＴ（コンピュータや断層撮影）検査やＭＲＩ（磁気共鳴画像）検査を行う場合もあります。さらに、カプセル型の内視鏡検査によって小腸の状態を調べることもあります。

クローン病では、便中カルプロテクチン検査法（くわしくは39ページを参照）は健康保険の適用になっていませんが、ＬＲＧ検査（くわしくは40ページを参照）は潰瘍性大腸炎と同様に２０２０年に健康保険の適用となっています。

治療の基本となるのは薬物療法で、病型や病変の部位によって、ステロイド薬、腸の炎症を抑えるメサラジン（くわしくは40ページを参照）、サラゾスルファピリジン（くわしくは40ページを参照）が使われます。

　薬物療法以外では、潰瘍性大腸炎と同様に、経口栄養療法（くわしくは43ページを参照）やＩＶＨ（くわしくは43ページを参照）、白血球除去療法（くわしくは43ページを参照）などが行われます。難治例には生物学的製剤（くわしくは42ページを参照）が使われ、それでも効果が得られない場合は、手術の適応となります。

第3章　解明されつつある「病気が治るメカニズム」

自律神経のバランスがカギ

本章では、私が潰瘍性大腸炎《かいようせいだいちょうえん》を克服するなかで確証を得た「病気が治るメカニズム」について解説します。

まず、第2章でふれた自律神経《じりつしんけい》と病気の関係について、くわしく説明しましょう。

自律神経とは、意志とは無関係に内臓や血管などの働きを支配している神経で、緊張時に優位になる（働きが活発になる）交感神経《こうかんしんけい》と、リラックス時に優位になる副交感神経《ふくこうかんしんけい》の2種類があります。両者はヤジロベエのようにバランスをとり合っており、一方が優位になると、もう一方が劣位になる（働きが鈍くなる）ようになっています。

ストレスの多い現代社会では、交感神経が優位になりがちで、そのために健康を損なう人が続出しています。この状態を解消するためには、副交感神経を優位にする必要があります。ただし、副交感神経が優位に偏《かたよ》りすぎても、健康を損なってしまいます。どちらにも傾かずにフラットな状態を保っているときが理想の健康状態なのです。

それでは、自律神経のバランスがくずれると、なぜ不調を引き起こすのでしょうか。それは、自律神経が免疫《めんえき》（細菌やウイルスなどの病原体を打ち負かす働き）のシステムに深くかかわっているからです。

元日本自律神経免疫治療研究会理事長の故・福田《ふくだ》稔《みのる》先生と、元新潟大学医学部名誉教授の故・安保《あぼ》徹《とおる》先生が提唱する「福田－安保理論」によると、自律神経は免疫システムの中心である白血球《はっけっきゅう》と連動していることが判明しています。交感神経が優位になると白血球中の顆粒球《かりゅうきゅう》がふえてリンパ球がへり、副交感神経が優位になるとリンパ球がふえて顆粒球がへるのです。

リンパ球も顆粒球も、体内に侵入した異物を攻撃し排除する働きをになっています。そのなかでも顆粒球は異物を捕食し、活性酸素《かっせいさんそ》（ふえすぎると体にさまざまな害を与える非常に不安定な酸素）を放出しながら死滅します。このメカニズムを潰瘍性大腸炎に当てはめてみましょう。

過度のストレスが発症の一因である潰瘍性大腸炎に罹患《りかん》した人のほとんどは、交感神経が優位な状態になっています。つまり、リンパ球がへって免疫力《めんえきりょく》（体内に病原体が侵入しても発病を抑える力）が低下しています。それと同時に、ふえた顆粒球が放出する活性酸素が大腸の粘膜を攻撃し、炎症が起こります。

自律神経のバランスと病気の関係

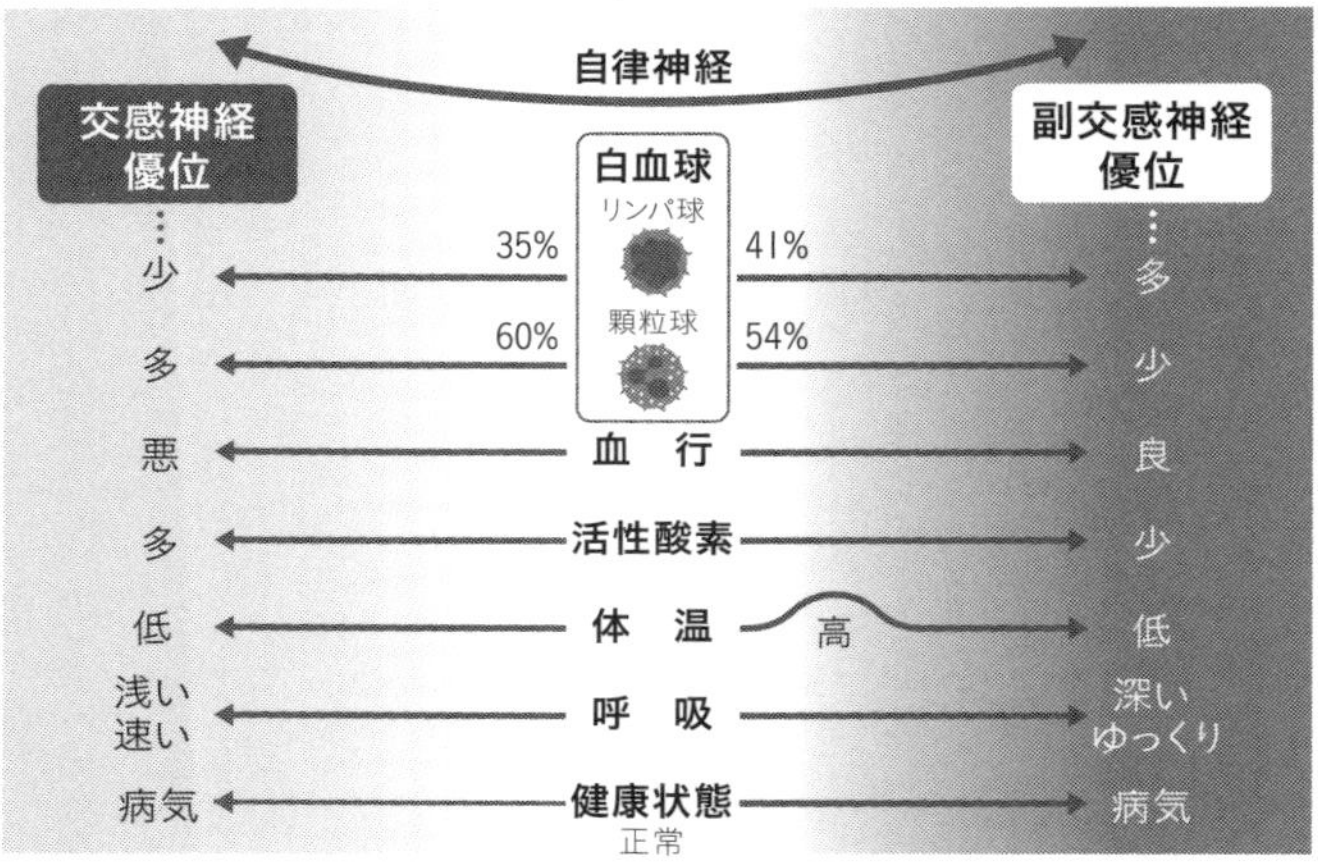

こうして大腸に起こった炎症を鎮《しず》めるために、消炎鎮痛剤やステロイド薬（副腎《ふくじん》皮質《ひしつ》ホルモン薬）を使用すると、一時的に症状はおさまります。しかし、その後も継続して薬を使用することにより、交感神経が過緊張となり、顆粒球が過度に増加して症状が再燃します。そのため、さらに作用の強い薬を使用して一時的に症状がおさまっても、また交感神経が過緊張を起こし……と、無限ループに陥《おちい》るのです。

　そのため、当クリニックでは、潰瘍性大腸炎の患者さんが西洋薬からの離脱をめざすときには、副交感神経が優位になるセルフケアを実践するように指導しています（具体的な方法は第4章を参照）。そして、セルフケア

潰瘍性大腸炎と自律神経の関係

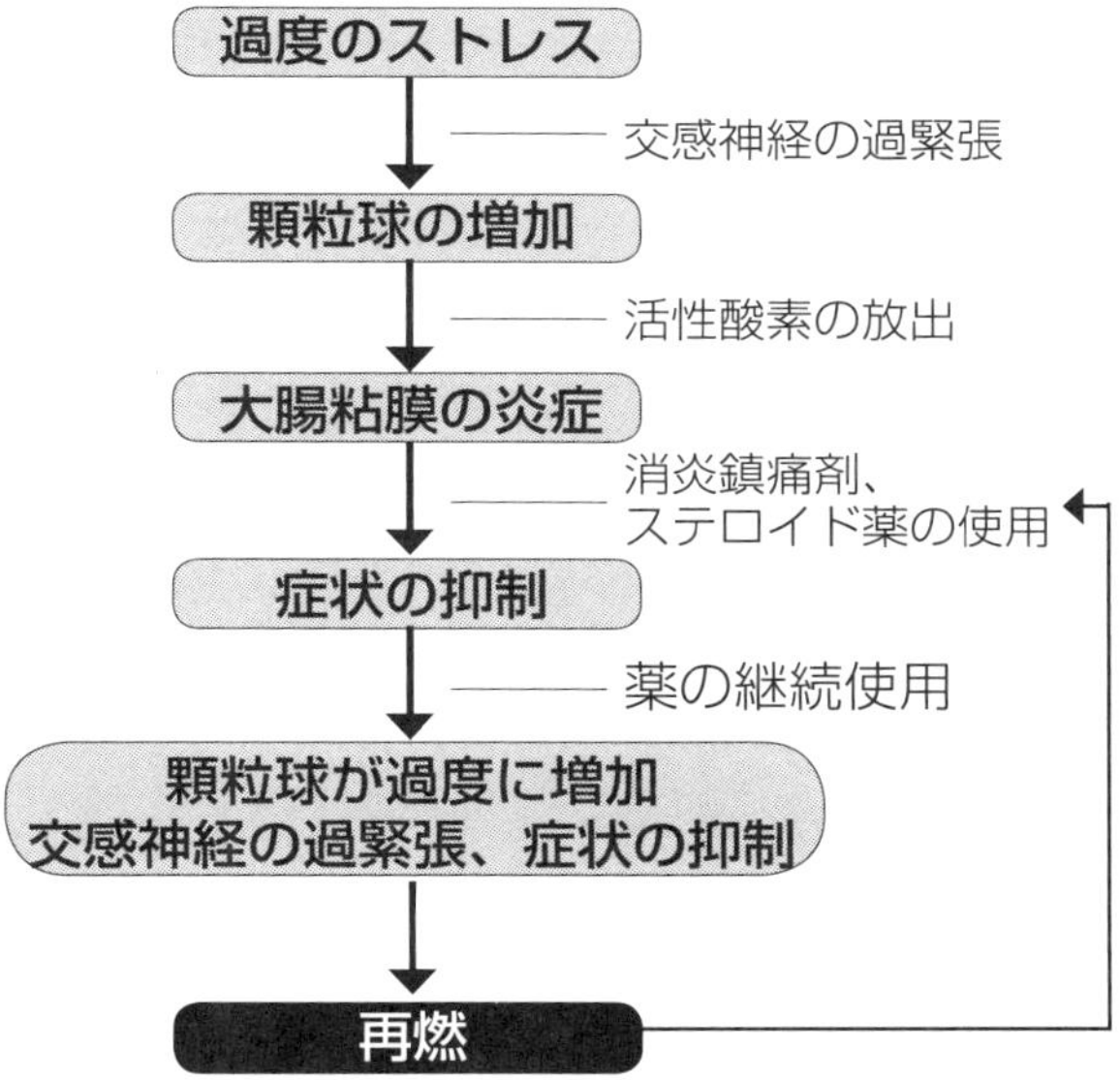

を実践して西洋薬からの離脱に成功した患者さんの自律神経の状態を調べたところ、興味深い変化を認めることができました。体温が上昇しているのです。

当クリニックでは、診療の前後に手のひらの温度を計測しています。すると、自律神経のバランスを整えたあとの温度が、ほぼ全員上がっていたのです。体温を調節しているのは自律神経です。そして、交感神経が優位に傾き、体調をくずしている人の体温は低下しています。それが、自律神経のバランスを整えることによって体温が上昇するということは、自律神経の偏りを正すと病気が治るというロジックの証明になるわけです。

実際に、そうした患者さんたちの血液を検査したところ、リンパ球の数がふえて、過剰だった顆粒球の数がへり、大半のかたがリンパ球35〜41％、顆粒球54〜60％という理想的な割合になっていました（くわしくは第5章を参照）。

明らかになったT細胞と酪酸産生菌の関係

ここで、自律神経と深くかかわる免疫と、潰瘍性大腸炎・クローン病などの自己免疫疾《じこめんえきしっ》患《かん》（免疫機能に異常が起こり、自分の体を攻撃することによって起こる疾患）との関係についいて、くわしく解説しましょう。

前出の安保先生は、自己免疫疾患の発症メカニズムを解明されています。

免疫システムの中心である白血球は、前述した顆粒球、リンパ球とマクロファージに分類され、このうちリンパ球は、さらにＴ細胞、Ｂ細胞、ＮＫ細胞、ＮＫＴ細胞に分類されます。

免疫細胞（白血球）の種類

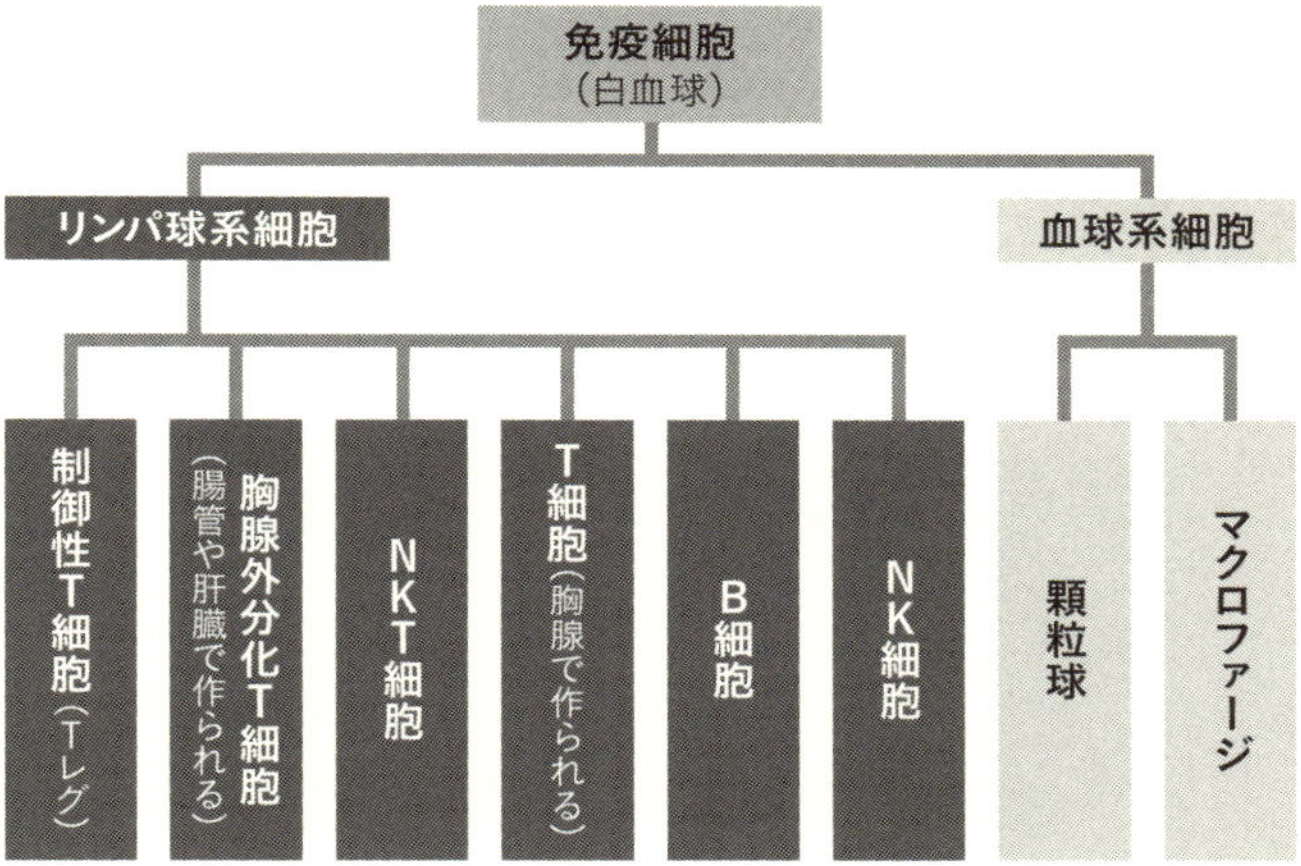

1989年に安保先生は、胸腺《きょうせん》で作られるT細胞とは別に、腸管《ちょうかん》や肝臓《かんぞう》で作られる「胸腺外分化T細胞」を発見しました。そして、自己免疫疾患は、顆粒球による組織の破壊と、胸腺外分化T細胞の自己細胞攻撃性によって進行すると論文発表したのです。

顆粒球による組織の破壊については、前項で説明したとおりです。では、胸腺外分化T細胞の自己細胞攻撃性とはどういうことでしょうか。

胸腺外分化T細胞は、胸腺が萎縮《いしゅく》したときに活性化します。胸腺外分化T細胞が、胸腺で作られるT細胞と異なる点は、自分の細胞に反応して攻撃する「自己応答性」

のT細胞を含んでいることです。つまり、胸腺が萎縮して胸腺外分化T細胞が活性化し、多くの自己応答性のT細胞が産生されることが、自己免疫疾患の発症の引き金になる可能性があるのです。

胸腺を萎縮させる要因としては、精神的ストレス、過労、細菌感染症、ウイルス感染症、妊娠などがあげられます。このうち、精神的ストレスは、食生活の乱れやトラウマ（心の傷）などによっても増幅すると考えられます。すなわち、第2章で述べた「潰瘍性大腸炎は、食生活の乱れやトラウマなどによるストレスと大きくかかわっている」という説とピタリと一致するわけです。

さらに、胸腺で作られるT細胞に関して、新たな発見がありました。大阪大学免疫学フロンティア研究センター特任教授の坂口《さかぐち》志文《しもん》先生が、胸腺で作られるT細胞のなかに、免疫系の暴走を抑える「制御性T細胞（Tレグ）」を発見したのです。

坂口先生によると、免疫細胞には、異物を攻撃するT細胞と、自己を攻撃してしまうT細胞があり、Tレグがそれらを制御してバランスを整えることで、恒常性《こうじょうせい》を維持しているとのことです。

坂口先生が行ったマウス（実験用の小型のネズミ）の実験では、生後3日前後に胸腺を

免疫の暴走と
自己免疫疾患の発症との関係

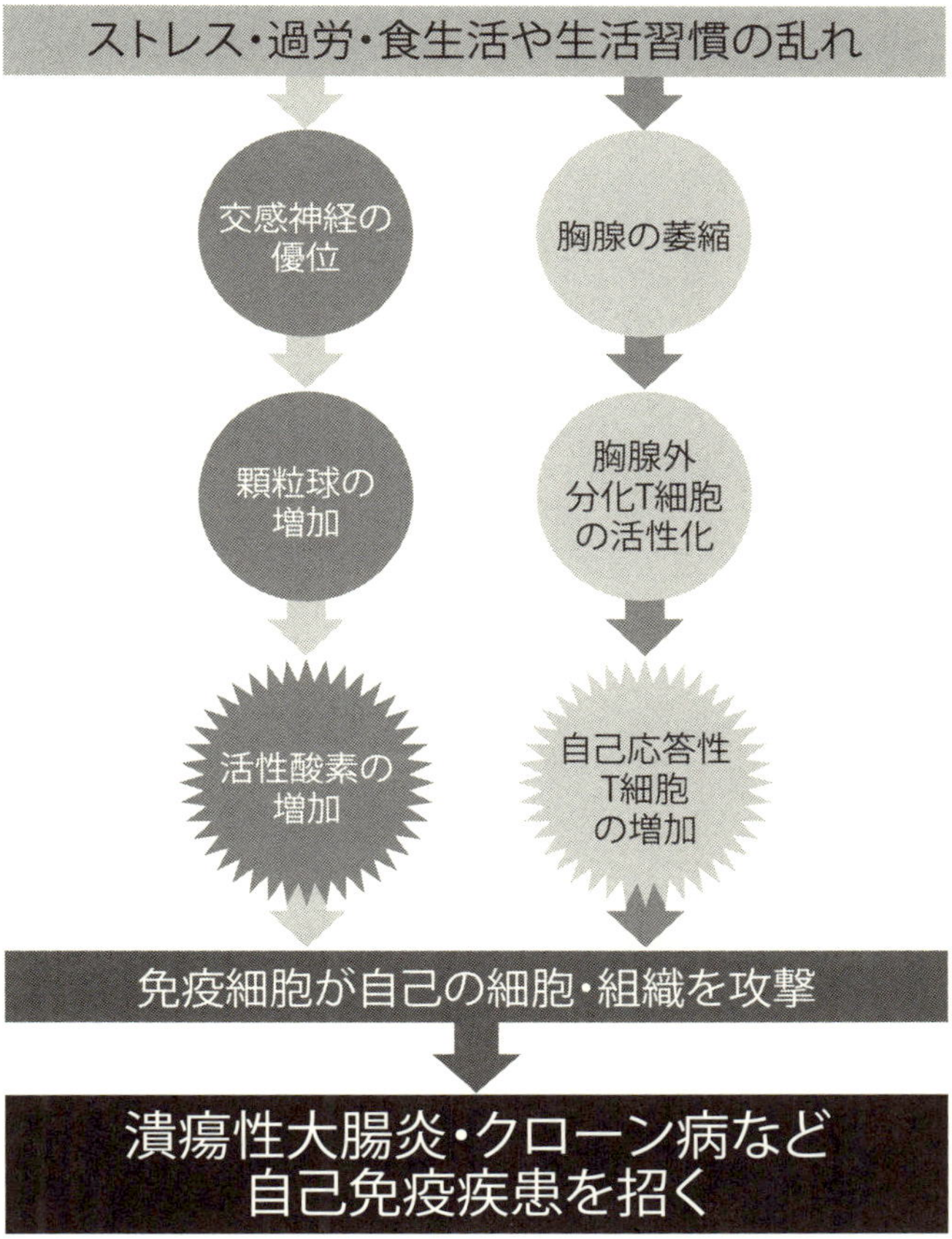

免疫の暴走を抑える「制御性Ｔ細胞」を活性化させるポイント

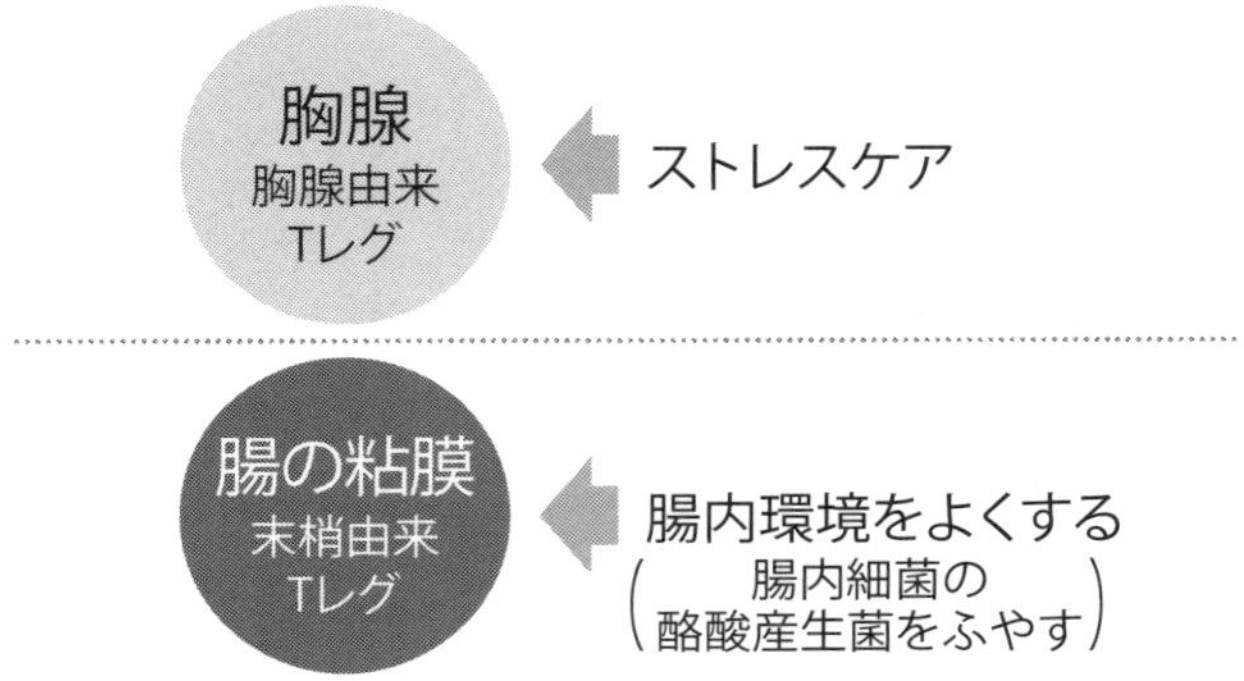

摘出すると、人間の自己免疫疾患と似た病変が起こりました。この実験結果から、胸腺を摘出するとＴレグが作られなくなり、免疫系の制御が利かなくなって自己攻撃が起こり、自己免疫疾患が発症することが推測されます。このことは、胸腺が萎縮すると自己免疫疾患につながるという安保先生の理論にも通じます。

また、Ｔレグには、胸腺で作られる「胸腺由来Ｔレグ」の他に、胸腺外の末梢《まっしょう》組織で分化誘導されて作られる「末梢由来Ｔレグ」があるそうです。末梢由来Ｔレグは胸腺由来Ｔレグと同様に、免疫系が暴走しないように制御する働きをしており、とくに腸の粘膜に豊富に存在しています。

最近になって、末梢由来Ｔレグは腸内細菌の一つである酪酸産生菌《らくさんさんせいきん》の働きによってふえることが判明しました。クロストリデアセアエ網、クロストリジウム（フエカリバクテリウム・プラウスニッツィ）などの酪酸産生菌の作る酪酸が、末梢由来Tレグの増殖《ぞうしょく》を促《うなが》すのです。

末梢由来Tレグは、安保先生が発見した胸腺外分化T細胞の一つと考えられます。

これにより、

●ストレスによって胸腺が萎縮して、胸腺外分化T細胞が活性化し、自己応答性のT細胞がふえれば、自己免疫疾患の発症につながる

●腸内細菌叢が喜ぶ食事をして、酪酸産生菌をふやせば、多くの末梢由来Tレグが産生され、免疫系の暴走が制御されて、自己免疫疾患を防ぐことができる

という二つの答えが導きだされます。

☀セロトニンとメラトニンの役割とは

次に、病気が治るカギとなる物質について解説しましょう。それはセロトニンです。

セロトニンは、ドーパミン、ノルアドレナリンと並ぶ脳内の三大神経伝達物質の一つで、精神を安定させ、多幸感をもたらす働きのあることから「幸せホルモン」との異名を持っています。

セロトニン研究の第一人者である東邦大学医学部名誉教授の有田秀穂《ありたひでほ》先生によって、セロトニンの持つ作用についてさまざまな解明がなされています。なかでも、最も注目されているのが、前述した精神を安定化する働きです。セロトニンの分泌《ぶんぴつ》が盛んになると、心が癒《い》やされ、前向きな気持ちになるのです。

逆に、セロトニンが不足すると、うつ病になりやすくなるともいわれています。前項でもふれたように、ストレスは自律神経のバランスをくずします。また、潰瘍性大腸炎のような長期戦を強《し》いられる病気に罹患《りかん》すると、悲観的になり、うつ病を併発することもあります。その意味でも、セロトニンを活性化することは、病気を治すために欠かせません。

しかも、セロトニンの約９割は腸内に存在しています。したがって、数ある病気のなかでも、潰瘍性大腸炎のような腸管の病気には、セロトニンが不可欠なのです。

さらに、セロトニンは、もう一つの重要な物質の産生にもかかわっています。それはメラトニンです。メラトニンは脳の松果体《しょうかたい》から分泌されるホルモンで、覚醒と睡眠を切り替

脳内の神経伝達物質「セロトニン」を活性化させるポイント

リズム運動	朝日を浴びる
ゆったりとした呼吸	玄米、そば、魚、野菜、海藻を食べる
よく噛む	グルーミング（体や心の触れ合い）

えて、自然な眠りを誘う作用があることから、「睡眠ホルモン」と呼ばれています。このメラトニンの材料となるのがセロトニンなのです。

朝目覚めてから分泌されるセロトニンは、14〜16時間の分泌を続け、その後、分泌が抑制されてメラトニンに変換されます。そして、午前1時から3時の間に、メラトニンは分泌のピークを迎え、それから分泌量が徐々にへり、朝になると再びセロトニンが分泌されるというサイクルをくり返しているのです。

深い眠りが健康に欠かせないことは、よく知られています。これは単に疲労を回復させるためだけでなく、自律神経の観点からもたいへん重要です。夜間の睡眠中は副交感神経が優位になり、リンパ球がふえるからです。

セロトニンは光の影響を受けやすいため、朝起きたときに日光を浴びると活性化します。これに加えて、深くゆっくりとした呼吸やリズミカルな運動も有効だと判明しています。当クリニックでは、深くゆっくりとした呼吸を行う気功法・自律訓練法《じりつくんれんほう》や、リズミカルに体を動かす手振り体操などを患者さんに指導し、高い成果をあげています。

体脂肪のコントロールとケトン体回路の活性

病気が治るメカニズムの三つめとしてあげるのは「体脂肪のコントロール」です。この点に着眼したきっかけは、私自身の体験にありました。子供のころからスポーツが好きで、野球、サッカー、バレーボールと、何かしら運動をしていた当時の私は、引き締まった体をしていました。ところが、医師になってからというもの、運動をする機会がほとんどなくなったうえに、ストレスから深夜にスナック菓子を食べるなど食生活が乱れ、徐々に太っていきました。そして、潰瘍性大腸炎で倒れる直前には、身長173センチで、体重は78キロまでふえていました。このことが発症の呼び水になったと考えたのです。

体脂肪をため込むと、過剰な脂肪（過酸化脂質＋ストレスの活性酸素）が血管壁《けっかんへき》に蓄積して動脈硬化《どうみゃくこうか》を起こす可能性が高くなります。動脈硬化を起こした血管は血液をスムーズに運べなくなり、血流障害を招いて、さまざまな病気へとつながっていきます。

以上のことから、私は自分の体を使って実験をしてみることにしました。２０１１年１月から、２〜３ヵ月に１回のペースで断食《だんじき》を行い、体の変化のデータをとってみたのです。

断食という方法を選んだのは、２０１０年12月に私が主催したセミナーに、故・甲田光《こうだみつ》雄《お》先生の患者さんだったかたが参加されて、「ぜひ甲田先生の遺志を継いでください」といって、甲田先生の教えをまとめたノートを託されたからです。〝断食博士〟の異名のあった甲田先生は、断食や少食により多くの難病の患者さんを救った名医です。

私は、甲田先生が考案した断食法のなかから３日間断食を実行しました。これは、１日めは水かノンカフェインのお茶（麦茶、ほうじ茶、柿の葉茶）など水分のみで過ごし、２日めの午前中は水分のみ、昼にニンジンジュースと低分子化したフコイダン、フルボ酸サプリを飲んで、３日めの午前中に生野菜、果物、煮たダイコン、梅干しにお湯をそそいだものをとるというものです。

その結果を64ページの表にまとめました。体重と体脂肪の管理を始めた２００９年１月と、最初に断食を行う直前の２０１１年１月、定期的に断食を継続した２０１３年６月で

著者の体重と体脂肪の変化

	2009 1/2	2011 1/4	2013 6/13	2024 10/27
体重（kg）	68.2	67.3	58.9	60.9
体脂肪率（%）	23.8	23.3	17.2	12.3
内臓脂肪レベル	8	8	5	7.5
BMI	22.1	22.5	19.7	20.3
基礎代謝量（kcal/日）	1583	1564	1455	1434
体内年齢（歳）	43	44	32	47

身長は173㎝

比較したところ、体重は10キロ近く落ち、体脂肪率も6・6％へりました。内臓脂肪レベル、ＢＭＩ（肥満度を表す体格指数）、体内年齢のいずれも軒並み下がりました。それでいて、基礎《きそ》代謝量《たいしゃりょう》（安静時のエネルギー消費量）はさほど下がっていません。いまは、少し筋肉をふやして、体重は戻しています。

　こうしてデータによる裏付けがとれたことから、私は希望者を募って、断食セミナーを行うようになりました。ただし、甲田先生は生前、断食はあくまでも医師や断食の専門家のもとで行うべきだと提唱していました。したがって、読者のみなさんが独自に断食を行うことはおすすめしません。

それでは、断食以外の方法で体脂肪・内臓脂肪をコントロールするにはどうすればよいのでしょうか。そのキーワードとなるのが「ケトン体」です。

ケトン体とは、脂肪酸《しぼうさん》によって肝臓で作られる物質で、アセト酢酸《さくさん》、３ヒドロキシ酪酸、アセトンの総称です。食品から摂取《せっしゅ》された糖質（炭水化物から食物繊維《しょくもつせんい》を除いたもの）は、消化吸収を経て、最終的にブドウ糖に分解されて全身に運ばれ、体や脳を動かすエネルギー源になります。ブドウ糖が不足すると、筋肉中のたんぱく質や脂肪細胞に蓄《たくわ》えられている脂肪酸がエネルギー源として使われます。この過程で作られるのがケトン体です。

お茶の水健康長寿クリニック院長の白澤卓二《しらさわたくじ》先生の研究により、ケトン体には脂肪を分解し、しかも全身を若返らせる効果のあることが判明しています。

私は断食の際に、採血を行って血液のデータもとりました。66～67ページの表をご覧ください。これは、３日間断食を始めたころの、１日めの昼と３日めの昼に採血をした結果をまとめたものです。上がり幅にばらつきはあるものの、断食後に総ケトン体の数値が上がっているのがわかります。医療現場における総ケトン体の基準値である１３１μmol／ℓを大幅に超えているのです。

著者の血液データ

	2011 6/14	6/16	9/13	9/15	11/15	11/17
白血球数（個/㎣）	5820	6520	7440	6870	6370	6820
リンパ球の割合（%）	36.4	36.5	23.3	31.0	31.6	22.9
リンパ球数（個/㎣）	2118	1728	1734	2130	2013	1562
総ケトン体（μmol/ℓ）	43	628	-	592	66	88
アセト酢酸（μmol/ℓ）	7	107	-	105	13	25
3ヒドロキシ酪酸（μmol/ℓ）	36	521	-	487	53	63

	2012 1/17	1/19	4/17	4/19	6/19	6/21
白血球数（個/㎣）	6380	6090	7860	6090	8030	5430
リンパ球の割合（%）	31.7	25.5	23.0	25.9	20.8	28.5
リンパ球数（個/㎣）	2022	1553	1808	1577	1670	1548
総ケトン体（μmol/ℓ）	48	960	188	269	44	633
アセト酢酸（μmol/ℓ）	11	258	37	59	11	141
3ヒドロキシ酪酸（μmol/ℓ）	37	702	151	210	33	492

	2012 9/18	9/20	11/13	11/15	2013 1/16	1/17
白血球数（個／㎣）	6220	6210	5820	6450	6250	6700
リンパ球の割合（%）	30.7	32.0	30.4	29.5	23.4	27.3
リンパ球数（個／㎣）	1972	1987	1769	1903	1463	1829
総ケトン体（μ mol/ℓ）	109	771	20	620	2930	797
アセト酢酸（μ mol/ℓ）	18	120	5	122	352	161
3 ヒドロキシ酪酸（μ mol/ℓ）	91	651	15	498	2578	636

	2013 2/1	2/4	4/16	4/18	2023 7/20	2024 2/15
白血球数（個／㎣）	8520	5940	11630	6190	5330	5080
リンパ球の割合（%）	24.5	32.7	17.4	25.8	25.3	20.1
リンパ球数（個／㎣）	2087	1942	2024	1597	1348	1021
総ケトン体（μ mol/ℓ）	173	1144	479	780	4543	5997
アセト酢酸（μ mol/ℓ）	31	141	59	131	363	562
3 ヒドロキシ酪酸（μ mol/ℓ）	142	1003	420	649	4180	5432

２０１３年1月15日スタートの断食セミナー時には、断食2日めの1月16日、すなわち、最も長時間何も摂取していない状態のデータをとりました。その結果、総ケトン体はなんと２９３０μmol／ℓまで上がっていました（67ページの表上段を参照）。

さらに、２０１３年2月には、３日間断食の翌日（2月4日）に炭水化物をとらずに過ごしてデータをとりました。すると、総ケトン体は１１４４μmol／ℓで、３ヒドロキシ酪酸が１００３μmol／ℓと大幅にふえていました（67ページの表下段を参照）。３ヒドロキシ酪酸の数値は、脂肪の燃焼を示すうえでとくに重要視されています。

断食後の感覚も、白澤先生の研究結果と一致していました。頭が冴え渡って、仕事に集中でき、多幸感まで覚えました。ケトン体回路が活性化すると、脂肪が減少し、全身が若返ることを、身を持って実証できたわけです。

とはいえ、前述したように、一般のかたが単独で断食を行うことはおすすめできません。

それでは、どうすればケトン体回路を活性化できるのでしょうか。

ブドウ糖が不足すると、ブドウ糖に代わって脂肪酸がエネルギー源として使われ、その際にケトン体が作られるのは前述したとおりです。このとき糖質を摂取すると、再びブドウ糖がエネルギー源として使われて、脂肪は燃焼せずに体内に蓄積します。ということは、

体内でエネルギーを作り出すシステム

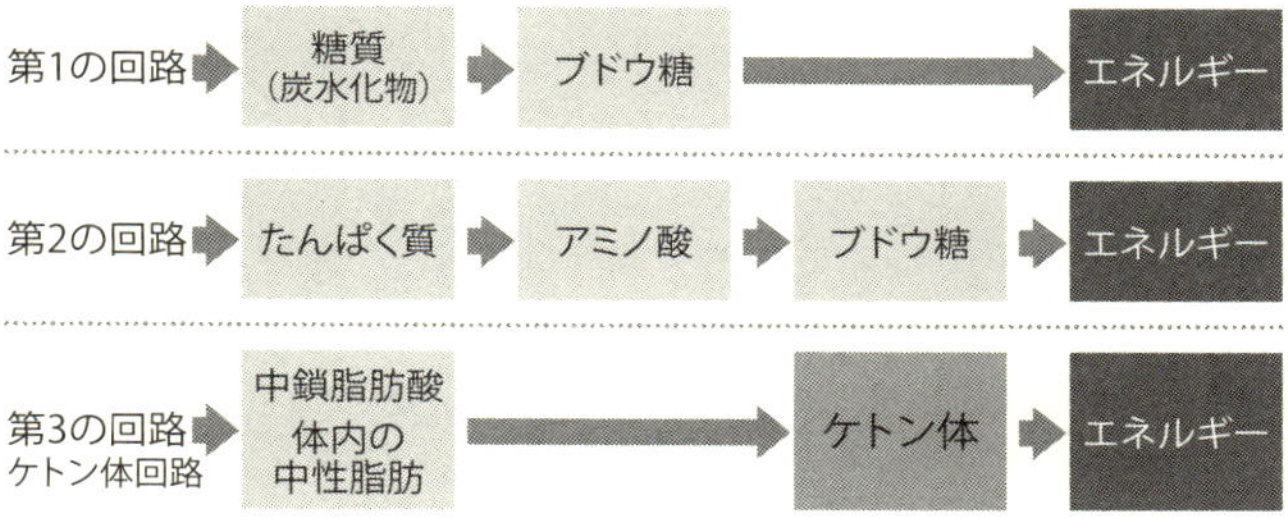

ケトン体の数値を上げるコツ

- 糖質をへらす、糖質をとりすぎない ➡ 断食、糖質制限、運動
- MCTオイルやココナッツオイル（中鎖脂肪酸）を意識してとる
- 腸内に酪酸産生菌をふやす

糖質を制限した食事をすれば、ケトン体回路を活性化できるのです。

糖質制限といっても、一切の糖質を遮断するというような極端な方法は危険を伴《ともな》います。ふだん主食にしている米、パン、麺類の量をへらす、ゆるやかな糖質制限から始めるのがよいでしょう。そこから糖質の摂取量を徐々にへらして、最終的に１日の糖質の摂取量を70～１３０グラム程度にすれば、ケトン体回路が確実に活性化し、脂肪のコントロールが可能になります。

私の場合、２０２４年2月15日のデータでは、総ケトン体５９９７μ

mol／ℓ、３ヒドロキシ酪酸５４３２μmol／ℓでした。これが、私自身の最高値です。
毎回、断食時には、自分のレベルを確認しています。これからも、コツコツとした努力を続けていけたらと思っています。

☀アディポネクチンとの相乗効果でより健康的にやせる

もう一つ、脂肪細胞から作られる物質にアディポネクチンがあります。アディポネクチンは皮下脂肪《ひかしぼう》から分泌されるホルモンの一種です。ホルモンというと臓器から分泌されるイメージが強いのですが、女性の胸やお尻につきやすい皮下脂肪からも分泌されるのです。アディポネクチンには、ケトン体と同じく脂肪燃焼作用がある他、糖尿病、高血圧、動脈硬化、ガンなどを予防する働きがあるとされており、「超善玉長寿ホルモン」とも呼ばれています。

１００歳以上の健康な女性66名と、同じ体格の50～60代の女性66名のアディポネクチンの平均値を比べると、後者が10・８μmol／ℓなのに対し、前者は20・３μmol／ℓと2倍近く多かったという報告があります（アディポネクチンの女性の基準値は９μmol／ℓ以上）。

著者のアディポネクチンの変化（３日断食での推移）

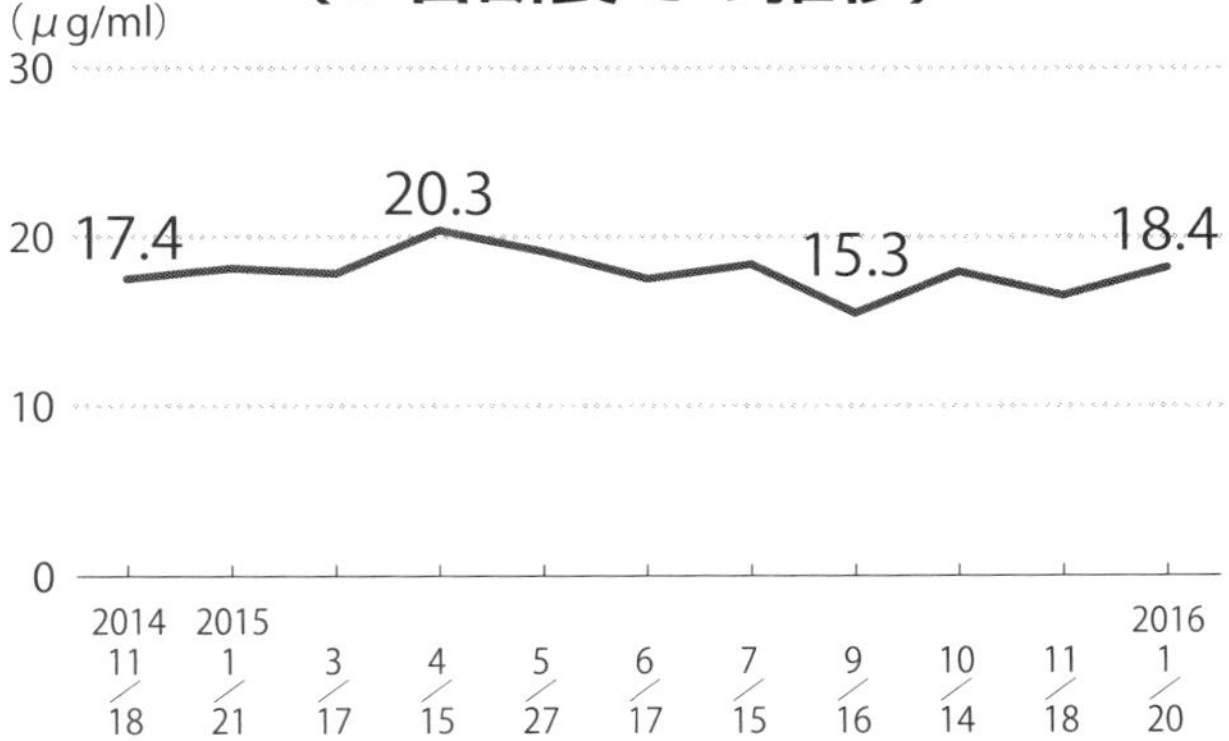

アディポネクチンと内臓脂肪は逆相関関係にあります。すなわち、内臓脂肪の量がへると、アディポネクチンの分泌量がふえるのです。

　私は、前項で紹介した３日間断食における血液データの収集以降も、継続してデータをとっています。その際には、アディポネクチンの値も計測しました。

　上のグラフをご覧ください。２０１４年11月には17・４μmol／ℓだったアディポネクチンが、３日間断食を行った２０１５年４月には20・３μmol／ℓまで上がっています。その後、アディポネクチンの数値は漸減《ぜんげん》しましたが、２０１６年１月に再び３日間断食を行うと、数値も再上昇しました（アディポネクチンの男性の基準値は６μmol／ℓ以上）。

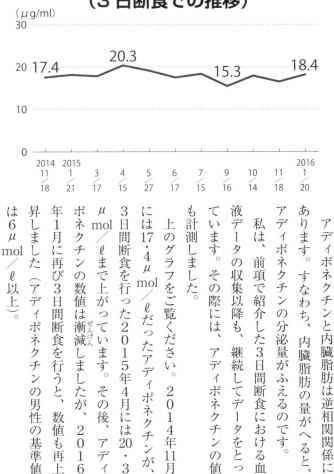

ケトン体と同じように、アディポネクチンも、より高いデータをめざしています。2023年1月18日の21・8μmol／ℓが最高記録です。筋肉細胞もアディポネクチンを分泌するので、最近は1日10㎞走るとともに、体幹を鍛えることを重視しています。

前述したように、食事の量をへらしたり、糖質の摂取を制限したりして、ケトン体回路を活性化すると、脂肪が燃焼して、なおかつ全身が若返ります。そして、脂肪が燃焼して内臓脂肪がへると、アディポネクチンがふえて、さらに脂肪が燃焼して、しかも長寿になるという好循環が生まれるのです。

以上のことからも、体脂肪をコントロールすることは、病気を治すメカニズムの重要な役割をになっているといえるでしょう。

なお、甲田光雄先生の一番弟子である、鍼灸師の森美智代先生のように、1日1杯の青汁だけで生活できる人がいます。あるいは3日ほどの断食をしても大丈夫な人もいます。前出の安保徹先生によると、「体温が最低36・5℃以上あること」「野菜や海藻類などの食物繊維を分解する腸内細菌がしっかり存在すること」が、そのような食生活を可能にするとともに、難病克服の鍵になるそうです。これが、安保先生からの最後のメッセージでした。

第4章

私が実践して成果をあげている治療法とセルフケア

本章では、私が潰瘍性大腸炎《かいようせいだいちょうえん》、クローン病、ガンの患者さんに対して実践している治療法と、指導をしているセルフケアを紹介します。いずれも、第3章で紹介した「病気が治るメカニズム」を基盤にしたものです。

まずは、4種類の治療法から解説しましょう。

星状神経節ブロック療法

現在、私の治療の中心となっているのが星状神経節《せいじょうしんけいせつ》ブロック療法です。いまや、ほとんどの患者さんに施しているといってよいでしょう。

星状神経節ブロック療法は、元武蔵野病院名誉院長の故・若杉文吉《わかすぎぶんきち》先生が確立した治療法です。若杉先生は、東京大学麻酔科に日本で初めてのペインクリニック（痛みを専門に治療する診療科）を開設した名医で、故・田中角栄《たなかかくえい》元総理大臣の顔面マヒの治療を担当したことでも知られています。

星状神経節ブロック療法は、頸部《けいぶ》にある星形の交感神経節《こうかんしんけいせつ》（星状神経節）に局所麻酔薬を注射することで、自律神経《じりつしんけい》（意志とは無関係に血管や内臓の働きを支配している神経）

のうち、過緊張を起こしている交感神経を一時的にブロックします。

交感神経がブロックされると、交感神経の働きの一つである血管収縮作用が抑制され、脳の視床下部《ししょうかぶ》の血流がよくなります。視床下部は、自律神経系、内分泌《ないぶんぴつ》（ホルモン）系、免疫《めんえき》系をコントロールしているため、この三つの系がすべて整い、さまざまな病気や症状が改善するのです。

とくに、潰瘍性大腸炎やクローン病のような自己免疫疾患《じこめんえきしっかん》（体内に侵入した異物を排除する免疫のシステムに異常が起こり、体が自分の組織や細胞を攻撃する病気）には、免疫系が大きくかかわります。自己免疫疾患やアレルギー性疾患は免疫が過剰に反応している状態で、ガンや感染症は免疫の反応が不足している状態ですが、星状神経節ブロック療法には、そのどちらの異常も正常化する働きがあるのです。

内分泌系に関しては、視床下部の血流がよくなることにより、下垂体《かすいたい》からのβ《ベータ》‐エンドルフィンというホルモンの分泌が高まります。脳内麻薬の別名を持つβ‐エンドルフィンには、高い改善効果があるため、さまざまな痛み取りに効果を発揮します。

さらに、自律神経系に関しては、緊張時に優位になる交感神経とリラックス時に優位になる副交感神経《ふくこうかんしんけい》のバランスが整うため、うつ、イライラ、パニック障害などの心の病気が改善します。

私は麻酔科医として、同じ麻酔科医だった父から硬膜外ブロックや星状神経節ブロック療法のノウハウを継承し、クリニック開業当時から、この治療法を柱の一つとしています。ただし、星状神経節ブロック療法は、高い技術を必要とするため、医師ならば誰でも行えるものではありません。今後は、星状神経節ブロック療法を行える医師がふえることを切に願っています。

なお、注射に抵抗のある人や、幼いお子さんには、星状神経節に近赤外線を照射するスーパーライザー治療を行っています。また、最近では、自分でスーパーライザー治療を行うことができる家庭版の治療器を利用することもできます。

漢方薬

漢方薬も私が多くの患者さんに用いている方法の一つです。

漢方薬は、一人ひとりの体質（東洋医学でいう「証《しょう》」）や体力を総合的に診《み》て処方が決まります。したがって、潰瘍性大腸炎ならこの処方、クローン病ならこの処方と述べることはできません。

ちなみに、私がこれまでに潰瘍性大腸炎やクローン病の患者さんに処方した主な漢方薬としては、柴苓湯《さいれいとう》、麦門冬湯《ばくもんとうとう》、十全大補湯《じゅうぜんだいほとう》、柴胡桂枝湯《さいこけいしとう》、六君子湯《りっくんしとう》、柴胡加竜骨牡蛎湯《さいこかりゅうこつぼれいとう》、半夏厚朴湯《はんげこうぼくとう》などがあげられます。

また、広島県のスカイクリニックで処方される「広島漢方」を服用している患者さんもいます。広島漢方は、同クリニックの天野國幹《あまのくにき》先生が独自の方法で処方する漢方薬で、とくに潰瘍性大腸炎に高い成果をあげています。患者さんのなかには、広島漢方の主成分である「青黛《せいたい》」という生薬《しょうやく》（漢方薬の原材料）を漢方薬店から取り寄せて、自己責任のもとに服用している人もいます。

なお、私がキャッチフレーズ的に「薬をやめて潰瘍性大腸炎を治した」と公言しているため、なかには漢方薬を処方することに疑問を感じる人もいるようです。ここでいう「薬」とは西洋薬を指します。これまでに上梓《じょうし》した書籍においても、本文ではすべて「西洋薬」と記述しています。

ただし、だからといって、漢方薬に副作用がまったくないわけではありません。西洋薬ほど強くはありませんが、多少の副作用はあります。できるだけ体に負担の少ない形で症状を改善させ、将来的には漢方薬からも離脱するのが理想と考えています。

☀食事指導

潰瘍性大腸炎もクローン病も炎症性腸疾患《えんしょうせいちょうしっかん》（免疫細胞が腸の細胞を攻撃して腸に炎症を起こす病気）なので、腸にダイレクトに影響する食事には人一倍気をつかわなければなりません。したがって、患者さんにはきめ細かな食事指導も行っています。

炎症性腸疾患の食事には、以下の8ヵ条を指導しています。

❶腸内細菌叢《ちょうないさいきんそう》が喜ぶ食品をとる
❷オメガ3系の脂肪をとりトランス型脂肪酸をさける
❸糖質を制限する
❹抗酸化食品をとる
❺食品添加物は極力とらない
❻よく嚙《か》んで食べる

❼規則正しい時間に食事をとり食べすぎない
❽感謝して食べる

それぞれについて説明しましょう。

❶腸内細菌叢が喜ぶ食品をとる

腸の中には100兆〜1000兆個の細菌が棲《す》みついており、これらが菌株ごとのかたまりとなって腸壁《ちょうへき》に張り付いています。この細菌の集団を腸内細菌叢といいます。腸内細菌叢が健康にとって大きな役割を果たすことは多くの研究によって明らかになっています。

それでは、腸内細菌叢が喜ぶ食品とは、具体的にどのようなものを指すのでしょうか。それは、食物繊維《しょくもつせんい》が豊富な食品です。

食物繊維には、水に溶《と》けない性質の不溶性食物繊維《ふようせいしょくもつせんい》と、水に溶ける性質の水溶性食物《すいようせいしょくもつ》繊維《せんい》の2種類があります。

不溶性食物繊維はぜん動運動（腸が内容物を肛門《こうもん》のほうに送る運動）を促して便秘を予

防します。不溶性食物繊維が豊富な食品には、玄米《げんまい》・オートミールなどの穀物、大豆・アズキなどの豆類、サツマイモ・コンニャクなどのイモ類、ゴボウ・ブロッコリーなどの野菜、干しシイタケ・エリンギなどのキノコ類があります。

水溶性食物繊維は有害物質を排出《はいしゅつ》し、食後の急激な血糖値の上昇（血糖スパイク）やコレステロールの吸収を抑えます。水溶性食物繊維が豊富な食品には、ワカメ・コンブなどの海藻、オクラ・シュンギクなどの野菜、リンゴ・ミカンなどの果物、押し麦・モチ麦などの穀類があります。

さらに、食物繊維を摂取すると、第3章でふれた制御性T細胞もふえます（82ページの図参照）。食物繊維が酪酸産生菌《らくさんさんせいきん》を活性化して酪酸を作らせると、制御性T細胞もふえることが明らかになっているのです。自己免疫疾患の治癒《ちゆ》に制御性T細胞が重要な働きをすることは、第3章で述べたとおりです。

ただし、潰瘍性大腸炎やクローン病の症状が出ているときに、食物繊維の摂取は禁忌《きんき》です。あくまでも寛解期《かんかいき》（症状がおさまっている時期）に摂取するようにしてください。

食物繊維を多く含む食品

不溶性食物繊維	水に溶けず、腸内で水分を吸収してふくらみ、腸のぜん動運動を盛んにする
穀類	玄米　オートミール
豆類	大豆　アズキ　インゲンマメ　納豆
イモ類	サツマイモ　コンニャク
野菜	ゴボウ　ブロッコリー　ニンジン　ダイコン
キノコ	干しシイタケ　エリンギ　キクラゲ

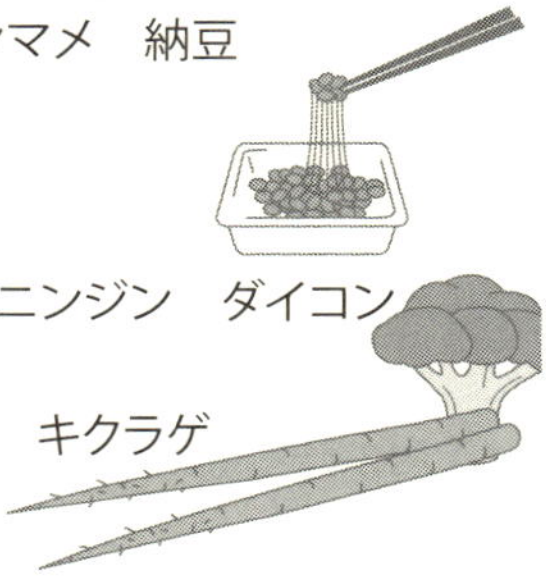

水溶性食物繊維	水に溶けて腸内でねばりのある状態になり、有害物質を吸着して排出する
海藻類	ワカメ　コンブ　ノリ　モズク　メカブ
野菜	オクラ　シュンギク　キャベツ　カボチャ　ナガイモ
果物	リンゴ　ミカン　キウイ
穀類	押し麦　モチ麦

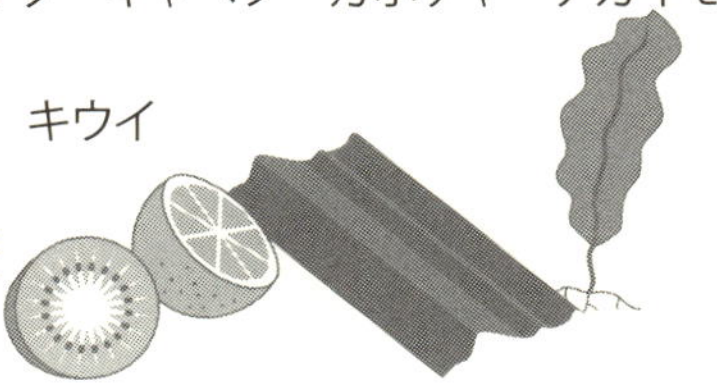

食物繊維の多い食事で制御性T細胞が増加

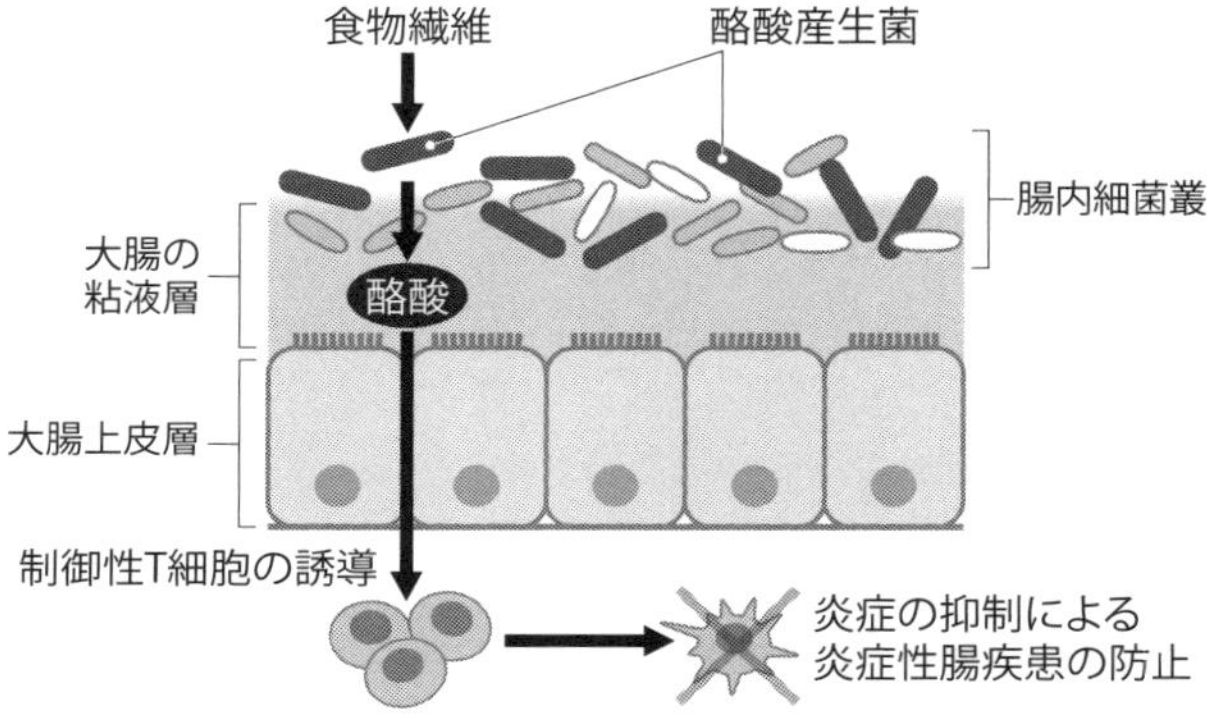

食物繊維の多い食事で酪酸産生菌の活動が高まり、その結果、酪酸が作られ、この酪酸が炎症抑制作用のある制御性T細胞をふやす

❷オメガ3系の脂肪をとりトランス型脂肪酸をさける

油脂では、オメガ3系の魚油（青魚）やシソ油、エゴマ油、亜麻仁油《あまにゆ》を積極的にとりましょう。

オメガ3系には、善玉コレステロールを維持しながら悪玉コレステロールをへらしたり、炎症を抑えたりする働きがあります。また、オメガ3系を摂取すると前述した酪酸産生菌がふえるという報告もあります。

ただし、オメガ3系は熱に弱く、酸化しやすいので、シソ油、エゴマ油、亜麻仁油は生で摂取してください。

反対に、さけなければいけないのがトランス型脂肪酸《しぼうさん》です。トランス型脂肪酸は自

油脂の種類

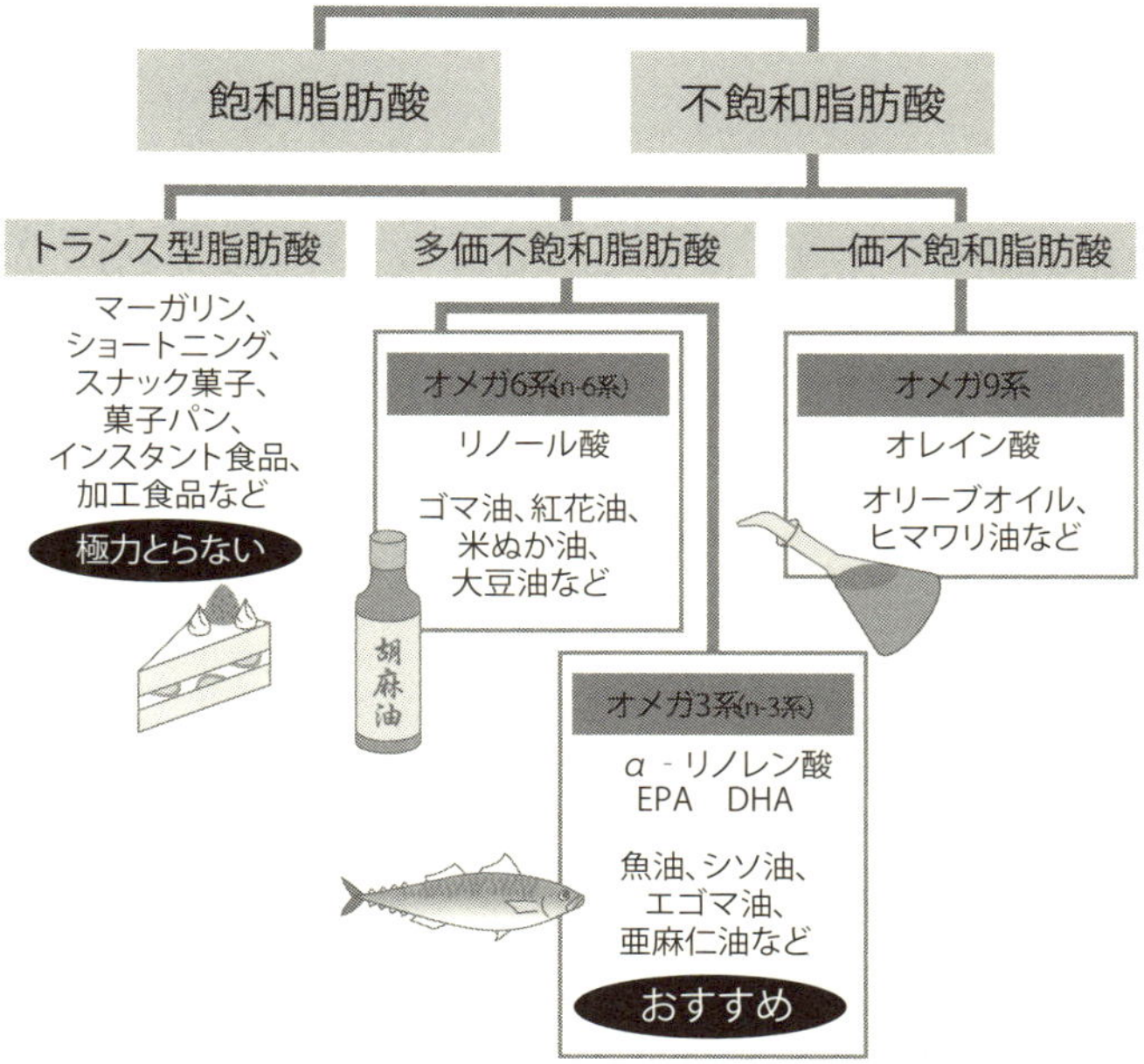

然界に存在しない不飽和脂《ふほうわし》肪酸《ぼうさん》で、体内に入ると活性《かっせい》酸素《さんそ》（ふえすぎると体に害をおよぼす非常に不安定な酸素）が産生されます。

　トランス型脂肪酸は、マーガリン、ショートニング（ラードの代用品）、ポテトチップスのような油で挙げたスナック菓子に含まれています。その他にも、菓子、菓子パン、インスタント麺、アイスクリーム、加工食品などにも含まれています。

❸糖質を制限する

糖質（炭水化物から食物繊維を除いたもの）を制限するメリットについては、第3章のケトン体回路の項（62ページを参照）と、アディポネクチンの項（70ページを参照）の両方で述べたとおりです。

実は、以前の本の③では「糖質のとりすぎに注意する」としていました。それを今回、「糖質を制限する」としたのは、糖質をもう少しへらす必要があると感じたからです。

高雄病院理事長の江部康二《えべこうじ》先生は、糖質制限の方法として、スーパー糖質制限食（1日3食の主食を抜き、1日に摂取する糖質量の目安は30〜60グラム）、スタンダード糖質制限食（1日のうち2食の主食を抜き、1日に摂取する糖質量の目安は70〜100グラム）、プチ糖質制限食（1日のうち1食の主食を抜き、1日に摂取する糖質量の目安は110〜140グラム）を提唱されています。

以前は、このうちのプチ糖質制限食から始めればよいと考えていました。私自身、1日の糖質量は60〜130グラムと幅を持たせて実践していました。しかし、糖質制限によるさまざまな効果が明らかになるにつれて、糖質制限の必要性をより強く感じたのです。

具体的には、スタンダード糖質制限食から始めて、最終的にスーパー糖質制限食をめざしましょう。スーパー糖質制限によって１日の空腹時間が長くなるとケトン体がふえることが明らかになっています。

ポイントは、血糖値を乱高下させるショ糖を控えることです。クリニックの患者さんには、白砂糖はもちろん、黒砂糖や三温糖もやめて、甘味料のオリゴ糖かエリスリトールを使うように指導しています。ハチミツは、免疫力アップの効果もあるので、１日にスプーン１杯までとアドバイスしています。

❹抗酸化食品をとる

前述した活性酸素を抑制する働きを抗酸化作用といいます。抗酸化物質は、野菜や果物、海藻などの色や香り、苦みを構成する成分です。したがって、色とりどりの食品をバランスよく摂取すれば、さまざまな抗酸化物質をとることができます。

具体的な食品は86ページの表を参照してください。

❺食品添加物は極力とらない

食品添加物には、自然な成分もありますが、化学合成された保存料、着色料、発色剤、

野菜・果物・海藻の抗酸化作用

色	成分	主な効果	多く含む食品
赤	リコピン	ガン予防、動脈硬化予防、紫外線対策、アレルギー対策	トマト、スイカ、金時ニンジン、柿
	カプサンチン	ガン予防、動脈硬化予防、善玉コレステロールの増加	パプリカ、トウガラシ、赤ピーマン
橙	プロビタミンA	ガン予防、抗酸化作用、コレステロール調整	カボチャ、ニンジン、ミカン、ホウレンソウ
	ゼアキサンチン	加齢による視力低下予防、ガン予防	ブロッコリー、ホウレンソウ、パパイア、マンゴー
黄	フラボノイド	抗酸化作用、高血圧予防、血管壁強化	タマネギ、ホウレンソウ、パセリ、レモン、柑橘類
	ルテイン	加齢による視力低下予防、ガン予防、動脈硬化予防、肺機能の向上	ブロッコリー、カボチャ、トウモロコシ
緑	クロロフィル	ガン予防、抗酸化作用、コレステロール調整、消臭・殺菌作用	大麦若葉、ホウレンソウ、モロヘイヤ、ブロッコリー
紫	アントシアニン	加齢による視力低下予防、高血圧予防、肝機能の保護	ブルーベリー、ナス、紫キャベツ、紫イモ、赤シソ
黒	クロロゲン酸	ガン予防、血圧調整、血糖調整、ダイエット効果	ゴボウ、ヤーコン、ジャガイモ、バナナ、ナス、ナシ、島アザミ
	フコイダン	ガン予防、抗菌・抗ウイルス作用、抗アレルギー作用	コンブ、ワカメ、モズク、メカブ
	カテキン	ガン予防、コレステロール調整、ダイエット効果	緑茶、柿
白	イソチオシアネート	ガン予防、抗酸化作用、ピロリ菌対策、コレステロール調整、血液サラサラ効果	キャベツ、ダイコン、ワサビ、菜の花などアブラナ科の野菜
	硫化アリル	ガン予防、抗酸化作用、高血圧予防、血液サラサラ効果	ネギ、タマネギ、ニンニク、ニラ

防カビ剤など、体に害をおよぼすものが多数あります。たとえ法的に認められたものだとしても、潰瘍性大腸炎などの難病を抱えている人はさけるべきです。

また、肉や魚には、成長ホルモンや抗生剤《こうせいざい》が使われているものもあります。日ごろから、食品表示ラベルをチェックして、食品添加物を極力とらないように注意しましょう。

❻よく噛んで食べる

よく噛んで食べると、食べたものが細かく噛み砕かれて消化されやすくなります。また、唾液《だえき》の分泌もよくなるため、二重の意味で消化が促《うなが》されます。

さらに、よく噛むと、中脳にある咀嚼中枢《そしゃくちゅうすう》が興奮し、視床下部に伝達されます。すると、満腹中枢に神経ヒスタミンが伝搬され、満腹感を覚えるようになり、食べすぎを防ぐことができます。

一般的には、ひとくちにつき20〜30回噛むことが理想といわれています。

❼規則正しい時間に食事をとり食べすぎない

人体は、眠っている間に細胞の合成や修復を行っています。不規則な時間に食事をとったり、食べすぎたりすると、消化にエネルギーを費《つい》やして、体の修復に必要なエネルギーが不足してしまいます。

そのため、規則正しい時間に食事をとり、食べすぎないように注意する必要があるのです。

❽感謝して食べる

食べるということは、動物や植物の命をいただくことです。その意味で、感謝して食べることはとても重要です。

曹洞宗《そうとうしゅう》の開祖である道元禅師《どうげんぜんじ》は『赴粥飯法《ふしゅくはんぽう》』という本に「五観《ごかん》の偈《げ》」という偈文《げもん》（仏の功徳《くどく》をほめたたえる詩句）を記しています。食事の前に五観の偈を唱《とな》えると、厳《おごそ》かな気持ちで食に向き合うことができます。興味のある人は試すとよいでしょう。

とくに、潰瘍性大腸炎やクローン病の人は、食事にさまざまな制限が課せられます。だからこそ、食べることに感謝して、なおかつ食べることをじゅうぶんに楽しんでください。

トラウマの克服

第1章で述べたように、潰瘍性大腸炎はストレスの影響が大きく、トラウマ（心の傷）が発症に深くかかわっています。そして私は、自分のトラウマときちんと向き合い、自分の弱さを認め、受け入れたことも、潰瘍性大腸炎を克服するうえでの大きなポイントだったと実感しています。

トラウマの克服が重要なのは、潰瘍性大腸炎に限らず、クローン病やガンばかりか、すべての病気に共通していることでしょう。したがって、クリニックに来院されるほとんどの患者さんに、トラウマを克服するように指導をしています。

トラウマによって、不快、怒り、心配、恐怖といった感情を抱えていると、交感神経が刺激され、視床下部の血流が悪くなります。

その逆に、快《こころよ》い、喜び、満足といった感情は、副交感神経を刺激して、血管を開き、免疫力を高めます。

人間は、いやな思いや苦しかった体験からは目をそむけがちになるものです。しかし、自分のトラウマと正対し、自分の弱点を認めて、過去に起こった出来事を受け入れることができれば、そのトラウマを克服することができます。人によってはつらい作業になるかもしれませんが、読者のみなさんもぜひチャレンジしてみてください。

ここからは、私がこれまでに患者さんに指導してきたセルフケアのなかから、とくに効果が高く、患者さんに好評だったものを厳選して紹介します。

自律訓練法

第1章で述べたように、私が高校1年生のときに恩師から教わり、潰瘍性大腸炎で最初に入院したときに実行して、大いに役に立ったのが自律訓練法《じりつくんれんほう》です。

自律訓練法は、1932年にドイツの精神科医であるヨハネス・ハインリヒ・シュルツ博士によって創始された自己催眠法であり、リラクセーション技法です。無意識に働きかけて、自分に暗示をかけることで、「絶対によくなる」という確信が生まれ、それに伴って肉体にも変化が現れてきます。

【自律訓練法のやり方】

❶床に寝ころがるか、イスに座って「右手が重い」「左手が重い」「右足が重い」「左足が重い」と順番に暗示をかける（「重い」を「重力を感じている」といい換えてもよい）

❷「右手が温かい」「左手が温かい」と暗示をかける

❸「呼吸が楽にできている」と暗示をかける

❹「心臓が規則正しくゆらぎを持って脈打っている」と暗示をかける

❺「おなかが温かい」と暗示をかける

❻「頭が冷たい」と暗示をかける

最近では、これに

❼アファメーション（望む未来を宣言すること）をする

を加えています。

言葉の誘導によって、自分の意識が全細胞と会話ができるイメージで行います。たとえば、潰瘍性大腸炎の人だったら大腸の粘膜の細胞と会話をして「もう反応しすぎるのはやめましょう」といってもよいでしょう。ガンだったらガン細胞に「もう増殖《ぞうしょく》するのはやめよう」でもよいかもしれません。その人が作り出した未来のイメージを入れるのです。口

自律訓練法のやり方

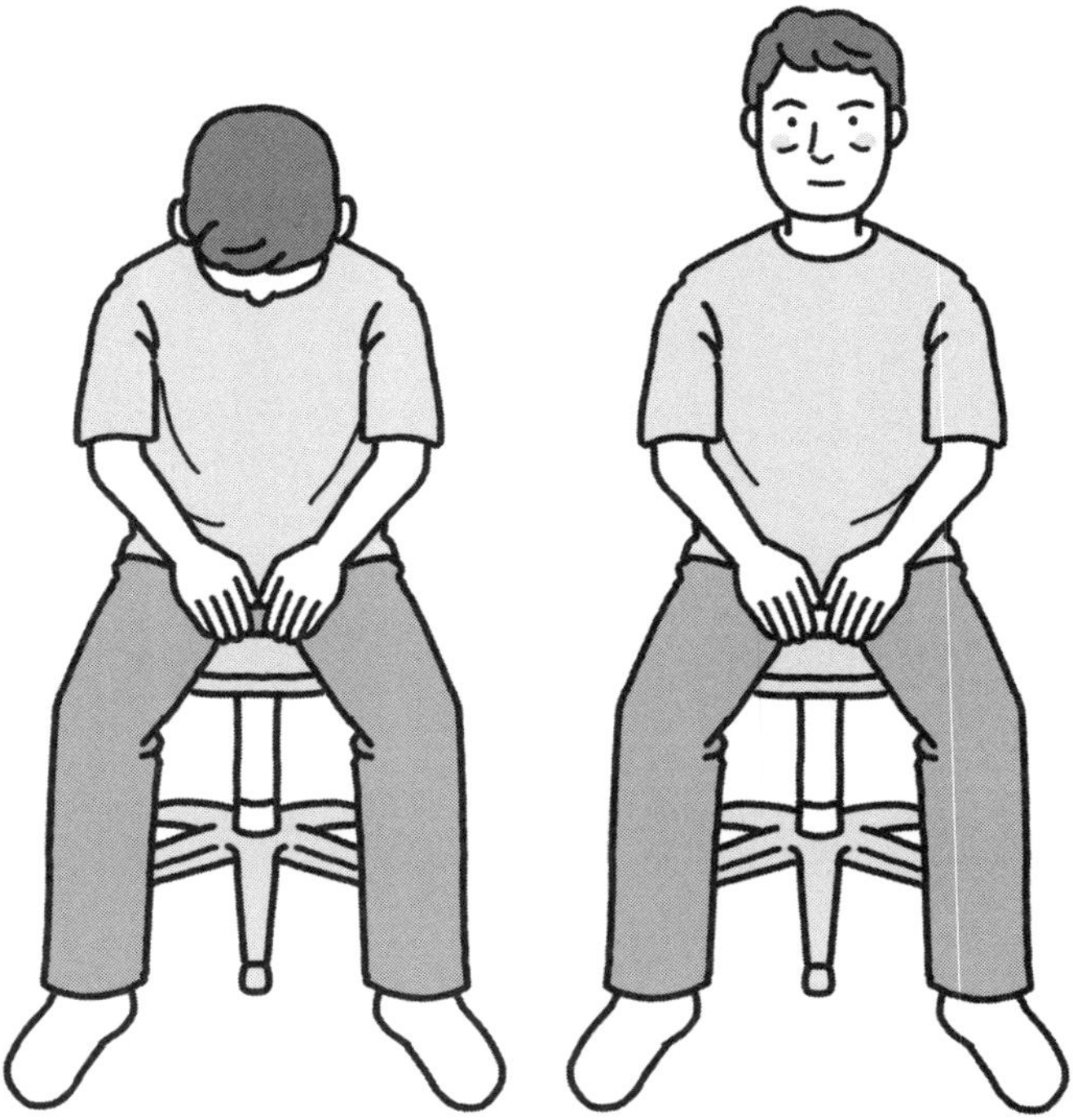

❶イスに座るか、床に寝ころがって全身の力を抜く

❷まず「右手が重い」「左手が重い」と暗示をかける

❸次に「右手が温かい」「左手が温かい」と暗示をかける

❹その後、「呼吸がらくにできている」「心臓が規則正しく脈打っている」「おなかが温かい」「頭が冷たい」と続ける

す。口にするのに抵抗があれば、頭の中で考えるだけでもかまいません。

☀樹林気功

樹林気功《じゅりんきこう》は、私の気功法《きこうほう》やヨガの師である、龍村ヨガ研究所所長の龍村修《たつむらおさむ》先生が考案したもので、正式名称を樹木呼吸法といいます。私のクリニックでは、以前は樹木気功と読んでいましたが、患者さんたちが自分の好きな木をイメージすると、部屋の中にいろいろな木が集まって林になるため、龍村先生の許可を得て、樹林気功に変更しました。

樹林気功で大切なことは、動きの正確さよりも、呼吸とともに自分の体を樹木のようにイメージすることです。それによって気《き》（東洋医学でいう一種の生命エネルギー）の流れがよくなり、自然治癒力《しぜんちゆりょく》（人間の体に本来備《そな》わっている病気を治す力）が高まります。

【樹林気功のやり方】

〈準備運動〉

❶足を肩幅に開いて立ち、吐く息とともに、組んだ両手を上へ伸ばす

❷組んだ両手を離し、吐く息とともに、両手をブラブラさせる

❸吐く息とともに、手首や足首を回す

〈第一式＝昇天降地《しょうてんこうち》〉

❶足を肩幅に開いて立ち、ひざを軽く曲げて、両手を太ももの前でたらす。足は根、胴体は幹で、自分はまだ幼木だとイメージする

❷息を吸いながら、手のひらを下向きにし、下から押し上げられるイメージで両手を頭の高さまで上げて息を吸いきる。同時に、ひざを伸ばしていく。足の裏から吸収した大地のエネルギーが幹を通り、樹木のてっぺんまで上がっていく様子をイメージする

❸息を吐きながら、ひざを曲げつつ、両手をゆっくり太ももの前まで下げて息を吐ききる。太陽から受けたエネルギーが樹木の最上部の枝先から幹を通って下りてくる様子をイメージする

❹①〜③を8回程度くり返す。1回ごとに樹木が生長して背が伸びていくイメージで行う

〈第二式＝伸枝張根《しんしちょうこん》〉

❶足を肩幅程度に開いて立ち、ひざを軽く曲げて、両手をももの前でたらす。足は根、胴

体は幹、腕は枝で、自分が少し大きくなった若い木とイメージする

❷息を吸いながら、手のひらを下向きにして両腕を上げ、ひじを伸ばしていく。胸の高さまで上げたら、胸の前に抱えた空気のボールが大きくなっていく感じで両腕を左右に広げていき、胸を大きく開いて息を吸いきる。足の裏から上がってきた大地のエネルギーが幹を伝い、横に広がって枝を通り、葉先まで送られていく様子をイメージする

❸息を吐きながら、広げた手をゆっくり閉じていき、胸の前まできたら、ひざを曲げつつ手を太ももの位置まで下ろし、さらに左右に広げて息を吐ききる。葉が受けた太陽のエネルギーが枝先から幹に集まり、幹をたくましく生長させ、さらに根に養分を与える様子をイメージする

❹①〜③を８回程度くり返す。１回ごとに樹木や枝が葉を茂らせていくイメージで行う

〈第三式＝清風揺樹《せいふうようじゅ》〉

❶足を肩幅程度に開いて立ち、両手をももの前でたらす。足は根、胴体は幹、腕は枝で、自分がとても大きくなった樹木とイメージする

❷息を吸いながら腕を上げ、頭の上で手のひらを向かい合わせる

❸息を吐きながら、樹木が左からの風にしなやかになびいている感じで、両腕をゆっくりと右側へ傾けていく。腰は左へ、上半身は右へ傾けるように曲げ、左手は頭の上、右手は右方向へ伸ばす。顔は右手の指先に向けて、息を吐ききる

❹息を吸いながら、腕を中央へ戻し、上に伸ばす。顔は正面に向ける

❺③〜④の要領で、逆方向の動きを行う。幹全体が大きく揺れている様子をイメージ

❻①〜⑤を8回程度くり返す

〈第四式＝捻幹通天《ねんかんつうてん》〉

❶足を肩幅程度に開いて、ひざを軽く曲げて立ち、両腕を腰幅ぐらいに開き、その大きさの空気のボールを持っているように感じる。足は根、胴体は幹、腕は枝で、自分が伸びざかりの木とイメージする

❷息を吐きながら、両腕を上げていき、腰から徐々に体を右にひねる。そこからさらに体を伸び上げるようにひねり、後方斜め上へ両腕を伸ばして息を吐ききる

❸息を吸いながら、ひざを曲げ、体と両腕をゆっくり正面に戻す

❹②〜③の要領で、逆方向の動きを行う

❺①〜④を８回程度くり返す

〈第五式＝樹下鳥癒《じゅかちょうゆ》〉

大きくなった木とイメージする

❶足を肩幅程度に開いて立ち、ひざを軽く曲げて、両手をもの前でたらす。足は根、胴体は幹、腕は枝で、自分がとても大きくなった樹木とイメージする

❷息を吸いながら、空気のボールを抱える感じで両腕を軽く交差して、上げていく

❸頭の上で両手の先を向かい合わせて輪をつくり、息を吸いきる

❹息を吐きながら、両手のひらを外向きにして左右に開き、大きく弧を描きながらゆっくり下ろして息を吐ききる。両手の先が描く線が枝先や葉先で、腕の下には小鳥やリスが遊んでいる様子をイメージする

❺①〜④を８回程度くり返す。エネルギーが大地から根、幹を通り、多くの葉や枝に広がっていき、枝先や葉先から空気中を通って大地におりて、根の先端につながるという円循環のイメージで

〈第六式＝立禅瞑想《りつぜんめいそう》〉

❶足を肩幅程度に開いて立ち、ひざを軽く曲げて、両手は体の横でたらす。目を閉じて、自分が森の中の数十メートルはあるかと思われる大樹になったとイメージする

❷体に力を入れず、息を吸うとともに全身が少し大きくふくらみ、吐く息とともに少し小さくなることをイメージしながら自然な呼吸をくり返す。自分の体は空気と同じ軽さで、前後左右から空気によって支えられているとイメージする

❸小鳥が飛んできて、「私に人の気配ではなく木の気を感じ、なんの疑いもなく肩にとまっている」とイメージする

❹5分程度、瞑想をする

人間は自由に動ける存在で、酸素を吸って二酸化炭素を出しています。その逆に、植物は二酸化炭素を吸って酸素を出しています。そこにいるだけで酸素を供給してくれているのだから、もっと交流を深めたいものです。イメージした樹木の時空に飛んで、植物に感謝しましょう。

樹林気功のやり方〈準備運動〉

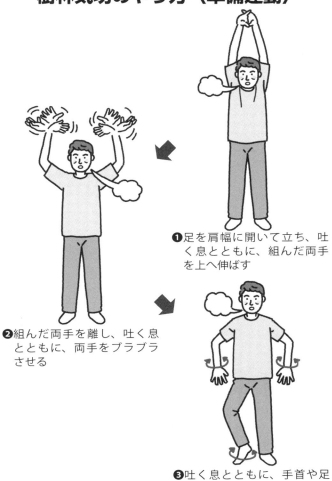

❶足を肩幅に開いて立ち、吐く息とともに、組んだ両手を上へ伸ばす

❷組んだ両手を離し、吐く息とともに、両手をブラブラさせる

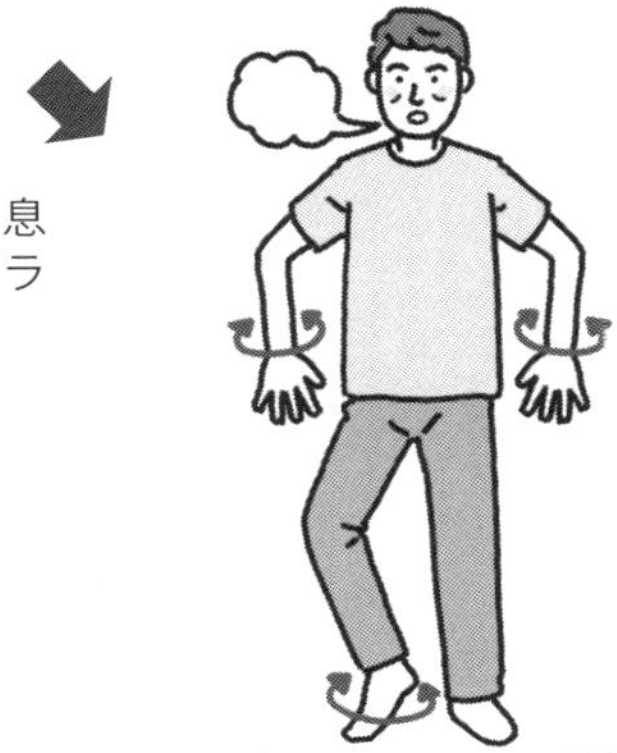

❸吐く息とともに、手首や足首を回す

〈第一式＝昇天降地〉

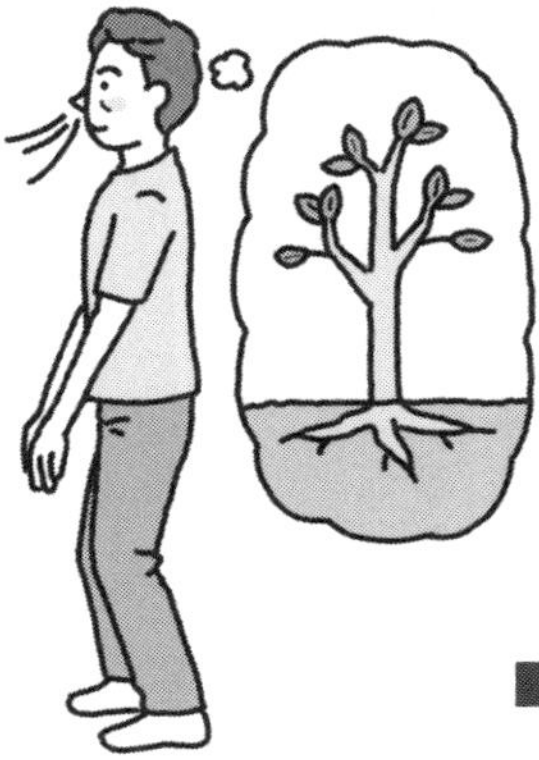

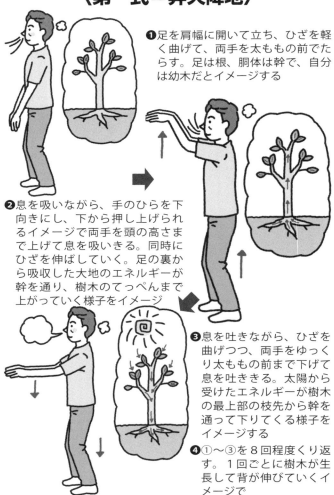

❶足を肩幅に開いて立ち、ひざを軽く曲げて、両手を太ももの前でたらす。足は根、胴体は幹で、自分は幼木だとイメージする

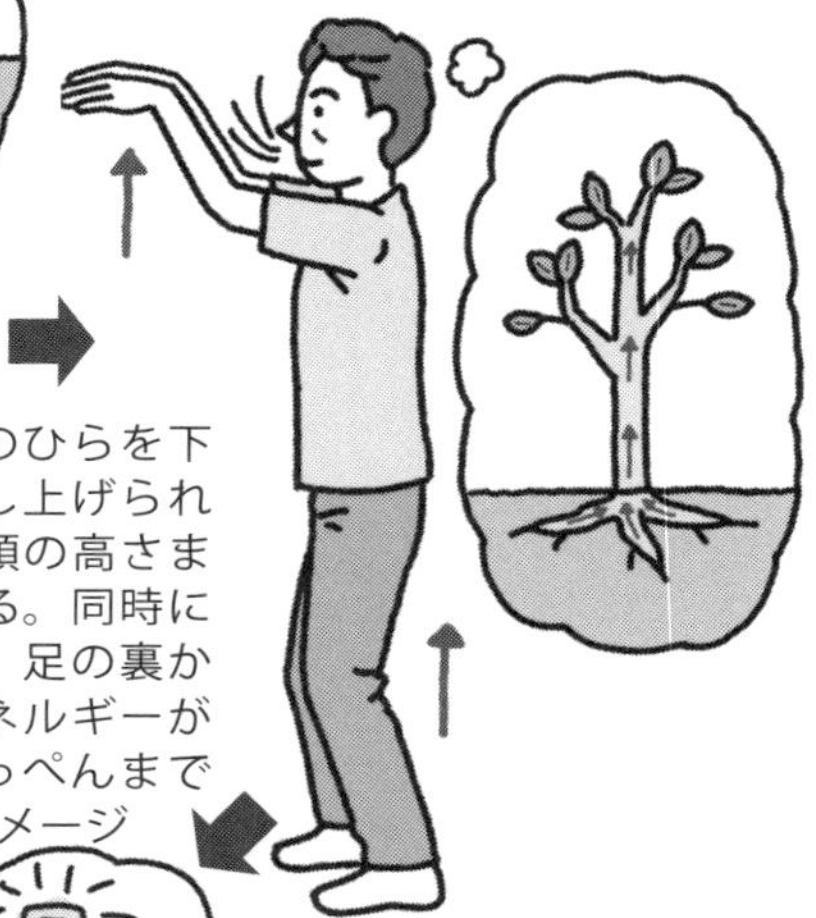

❷息を吸いながら、手のひらを下向きにし、下から押し上げられるイメージで両手を頭の高さまで上げて息を吸いきる。同時にひざを伸ばしていく。足の裏から吸収した大地のエネルギーが幹を通り、樹木のてっぺんまで上がっていく様子をイメージ

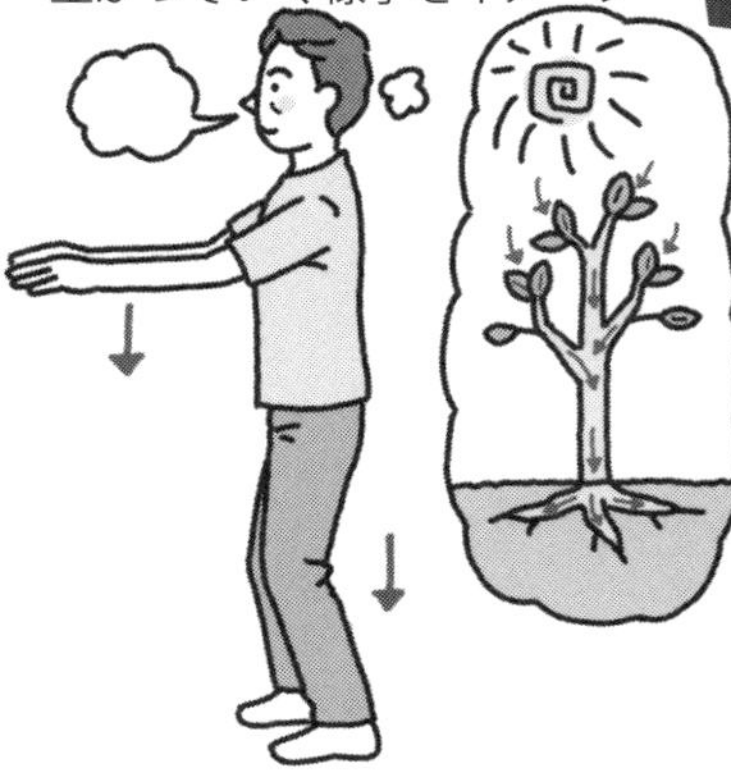

❸息を吐きながら、ひざを曲げつつ、両手をゆっくり太ももの前まで下げて息を吐ききる。太陽から受けたエネルギーが樹木の最上部の枝先から幹を通って下りてくる様子をイメージする

❹①〜③を８回程度くり返す。１回ごとに樹木が生長して背が伸びていくイメージで

〈第二式＝伸枝張根〉

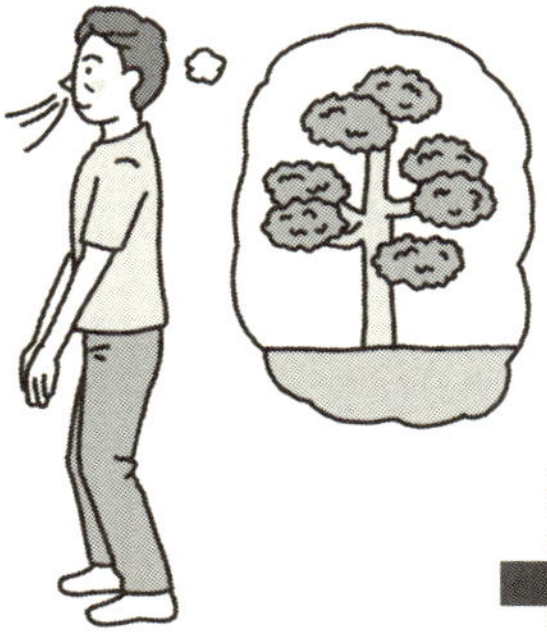

❶足を肩幅程度に開いて立ち、ひざを軽く曲げて、両手をももの前でたらす。足は根、胴体は幹、腕は枝で、自分が少し大きくなった若い木とイメージする

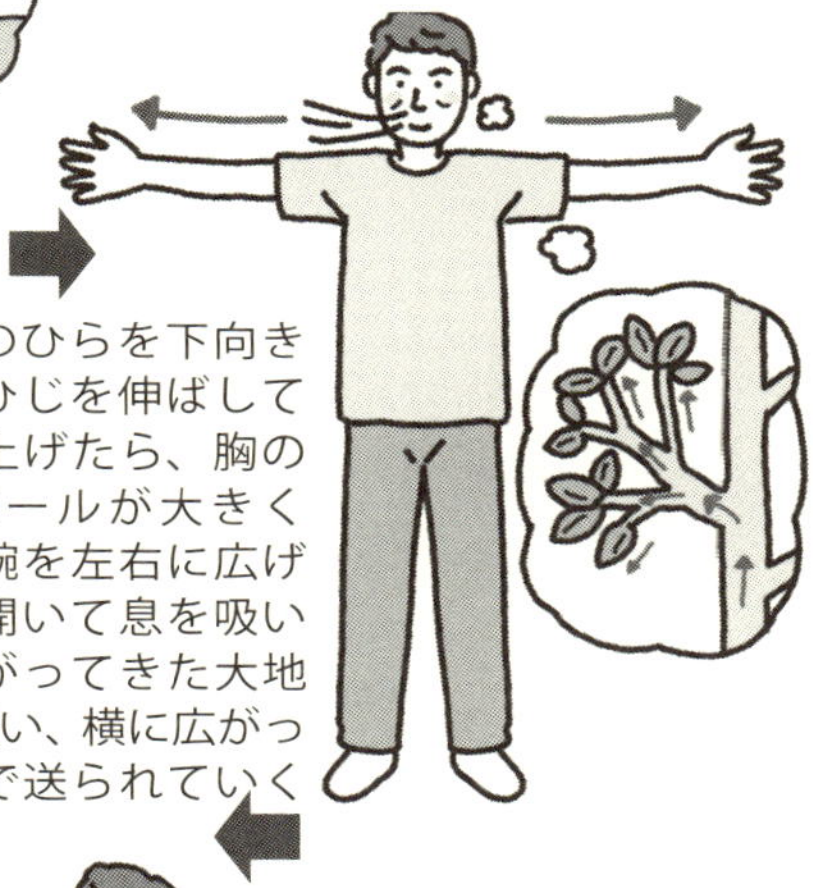

❷息を吸いながら、手のひらを下向きにして両腕を上げ、ひじを伸ばしていく。胸の高さまで上げたら、胸の前に抱えた空気のボールが大きくなっていく感じで両腕を左右に広げていき、胸を大きく開いて息を吸いきる。足の裏から上がってきた大地のエネルギーが幹を伝い、横に広がって枝を通り、葉先まで送られていく様子をイメージする

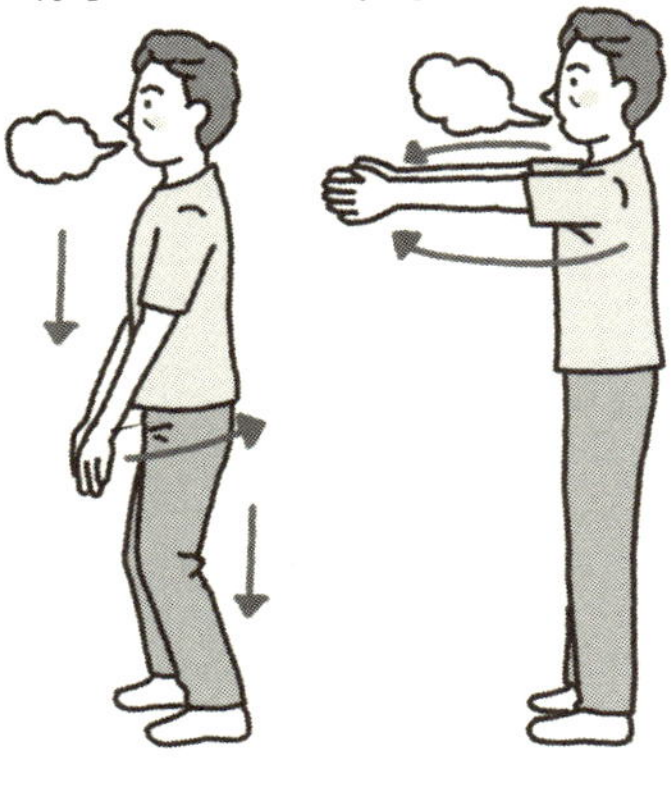

❸息を吐きながら、広げた手をゆっくり閉じていき、胸の前まできたら、ひざを曲げつつ手を太ももの位置まで下ろし、さらに左右に広げて息を吐ききる。葉が受けた太陽のエネルギーが枝先から幹に集まり、幹をたくましく生長させ、さらに根に養分を与えるイメージ

❹①～③を８回程度くり返す。１回ごとに枝が葉を茂らせていくイメージで

〈第三式＝清風揺樹〉

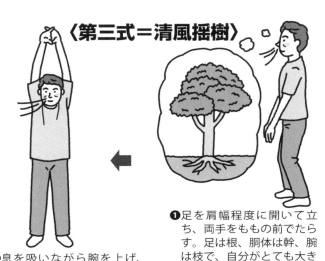

❶足を肩幅程度に開いて立ち、両手をももの前でたらす。足は根、胴体は幹、腕は枝で、自分がとても大きい樹木とイメージする

❷息を吸いながら腕を上げ、頭の上で手のひらを向かい合わせる

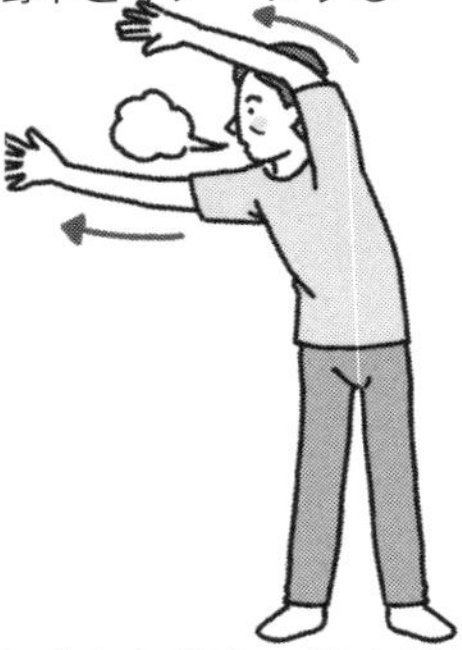

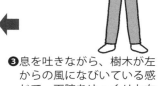

❸息を吐きながら、樹木が左からの風になびいている感じで、両腕をゆっくりと右側へ傾けて息を吐ききる

❹息を吸いながら、腕を中央へ戻し、上に伸ばす。顔は正面に向ける

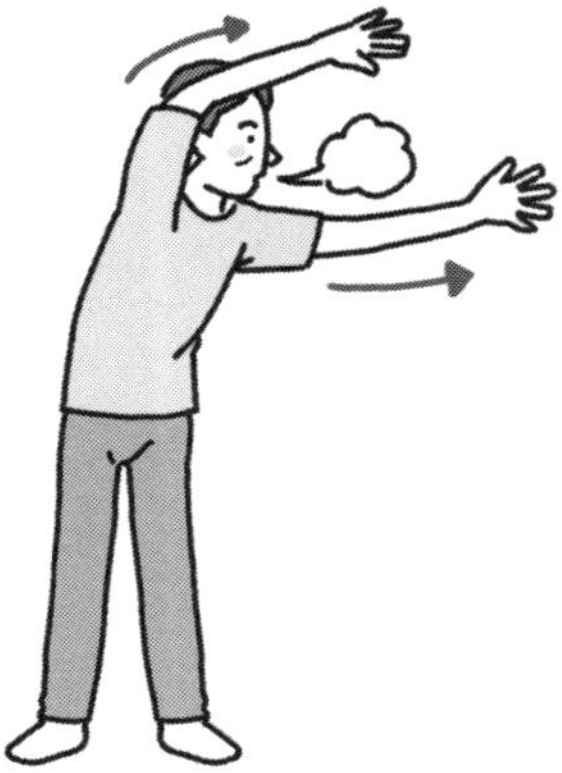

❺③〜④の要領で、逆方向の動きを行う

❻①〜⑤を８回程度くり返す

〈第四式＝捻幹通天〉

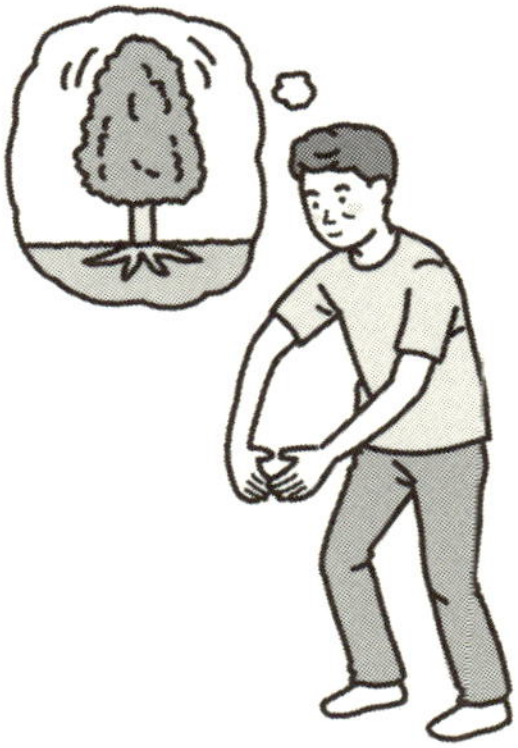

❶足を肩幅程度に開いて、ひざを軽く曲げて立ち、両腕を腰幅ぐらいに開き、その大きさの空気のボールを持っているように感じる。足は根、胴体は幹、腕は枝で、自分が伸びざかりの木とイメージする

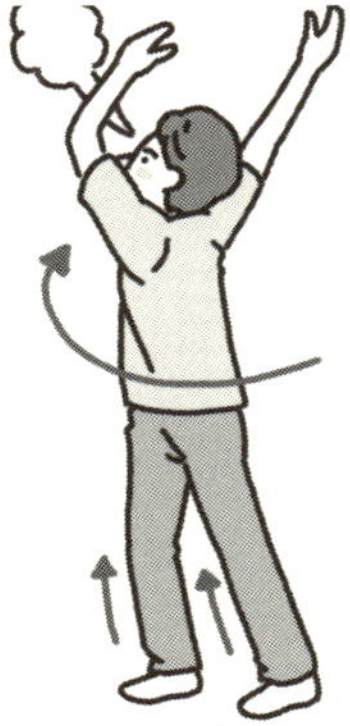

❷息を吐きながら、両腕を上げていき、腰から徐々に体を右にひねる。さらに体を伸び上げるようにひねり、後方斜め上へ両腕を伸ばして息を吐ききる

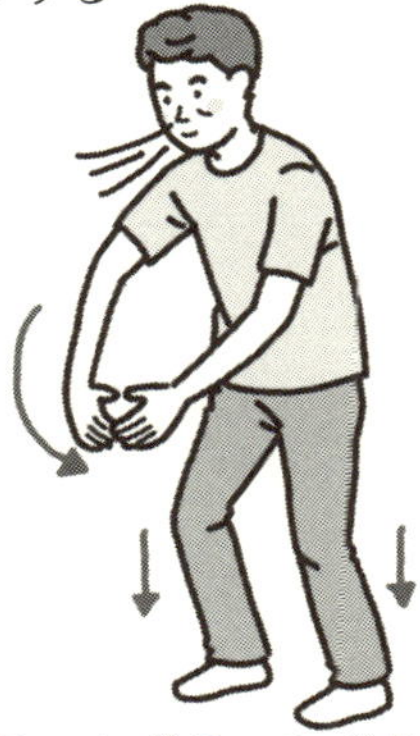

❸息を吸いながら、ひざを曲げ、体と両腕をゆっくり正面に戻す

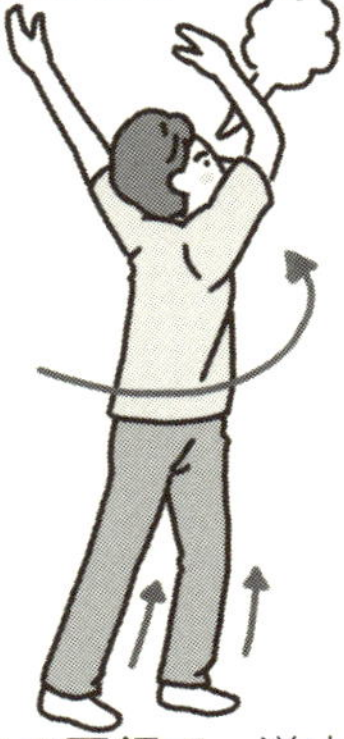

❹②～③の要領で、逆方向の動きを行う

❺①～④を８回程度くり返す

〈第五式＝樹下鳥癒〉

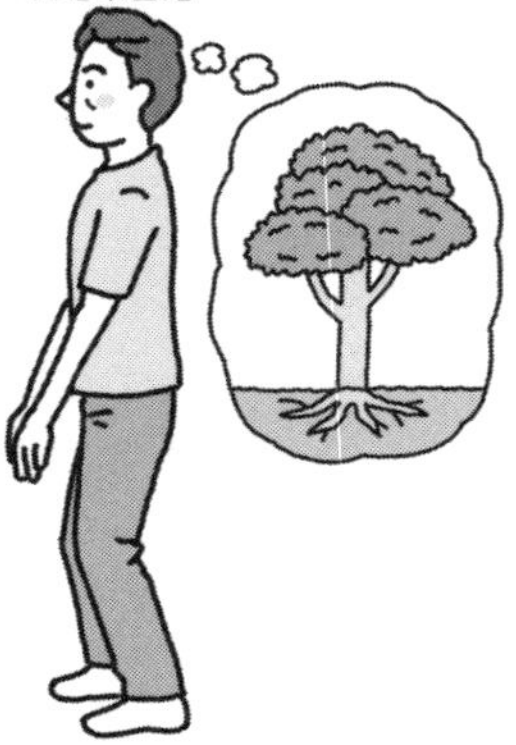

❶足を肩幅程度に開いて立ち、ひざを軽く曲げて、両手をももの前でたらす。足は根、胴体は幹、腕は枝で、自分がとても大きくなった樹木とイメージする

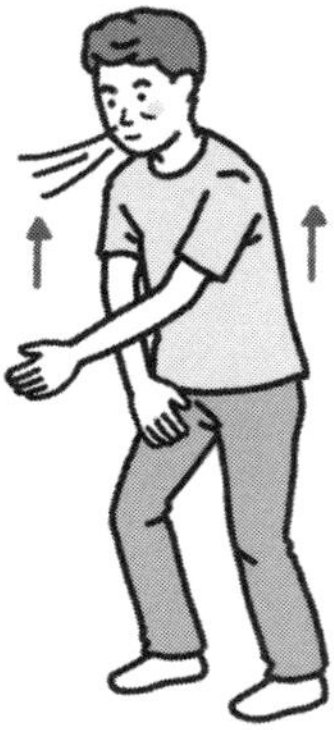

❷息を吸いながら、空気のボールを抱える感じで両腕を軽く交差して、上げていく

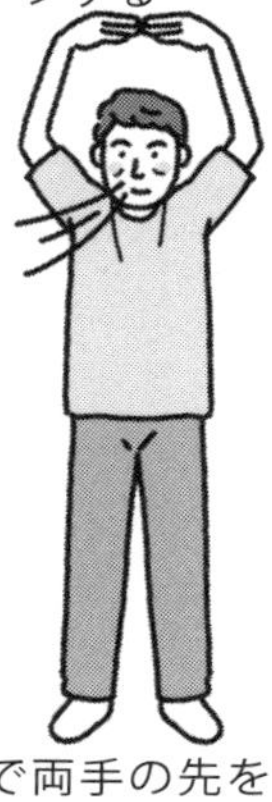

❸頭の上で両手の先を向かい合わせて輪をつくり、息を吸いきる

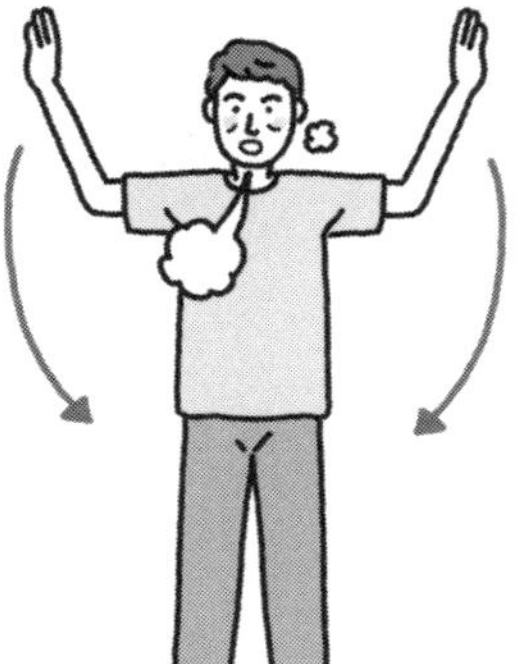

❹息を吐きながら、両手のひらを外向きにして左右に開き、ゆっくり下ろして息を吐ききる

❺①〜④を８回程度くり返す

〈第六式＝立禅瞑想〉

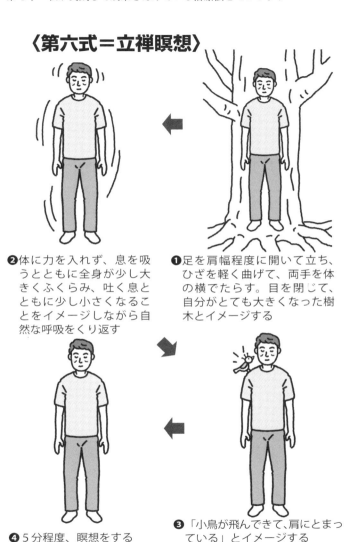

❶足を肩幅程度に開いて立ち、ひざを軽く曲げて、両手を体の横でたらす。目を閉じて、自分がとても大きくなった樹木とイメージする

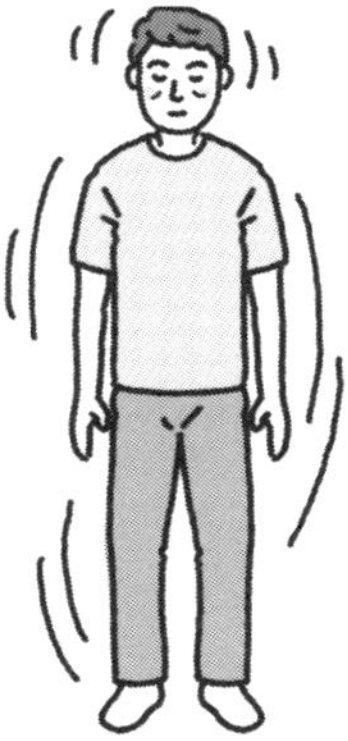

❷体に力を入れず、息を吸うとともに全身が少し大きくふくらみ、吐く息とともに少し小さくなることをイメージしながら自然な呼吸をくり返す

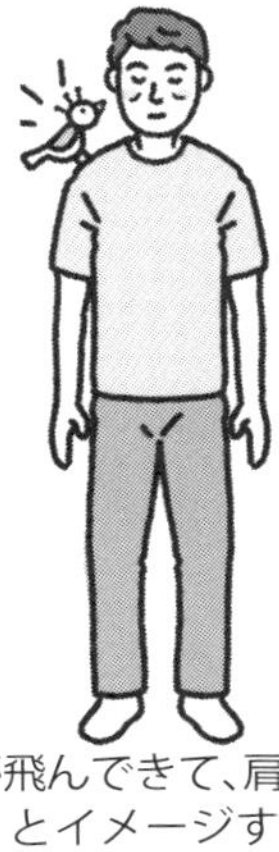

❸「小鳥が飛んできて、肩にとまっている」とイメージする

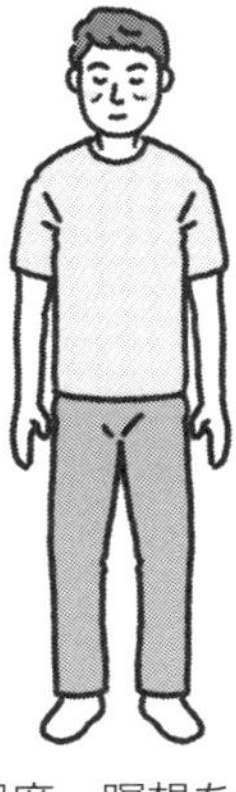

❹５分程度、瞑想をする

☀爪もみ

爪もみは、50ページで紹介した福田《ふくだ》－安保《あぼ》理論に基づく、自律神経のバランスを整えるためのセルフケアです。そのもととなった「自律神経免疫療法」は、注射針やレーザーで爪の生えぎわを含む全身の治療点を刺激する療法です。爪もみは、それを注射針やレーザーを使わずに自分で簡単に行えるようにした家庭版・自律神経免疫療法です。爪の生えぎわには神経繊維が密集しており、押すと刺激が自律神経に伝わるのです。

押すのは爪の生えぎわの両角ですが、厳密な位置にこだわる必要はありません。「痛気持ちいい」くらいの強さで押しましょう。

【爪もみのやり方】

❶手の爪の生えぎわを、反対側の手の親指と人さし指でつまみ、押しもみする

❷潰瘍性大腸炎、クローン病の場合は人さし指を20秒ずつ、それ以外の指は10秒ずつを目安に刺激する

爪もみのやり方

【刺激する場所】

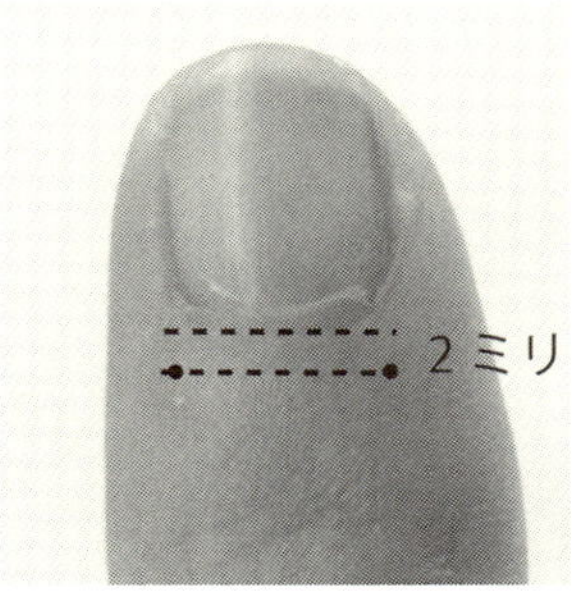

両手の爪の生えぎわから、２ミリほど下がったところを刺激する

【よくある間違い】

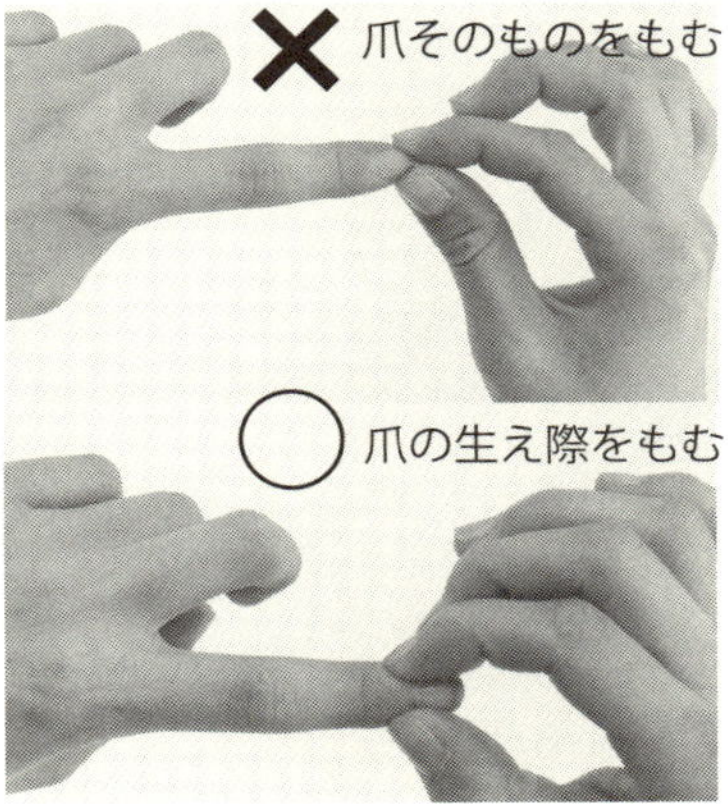

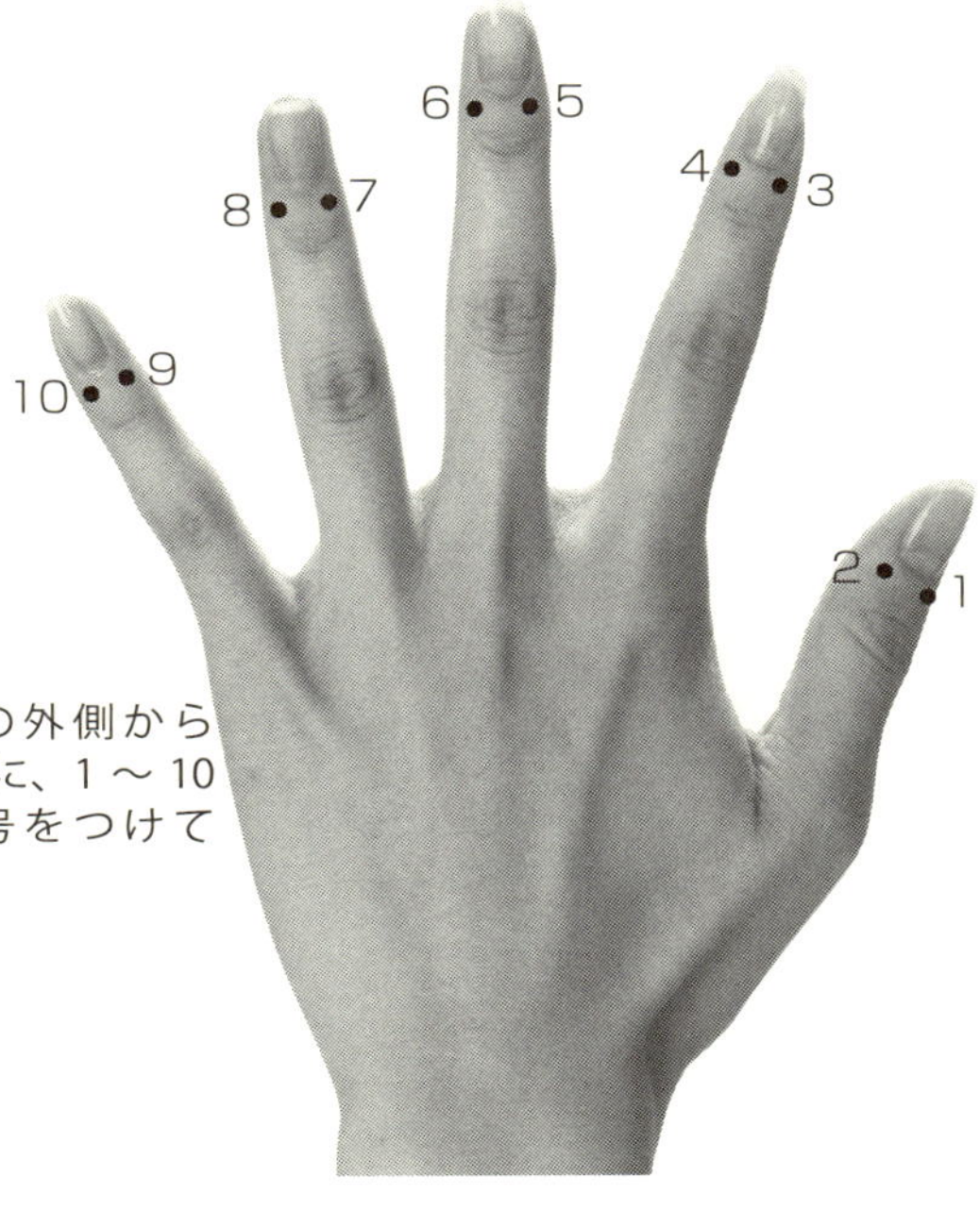

親指の外側から順番に、１～10と番号をつけて呼ぶ

【刺激のやり方】

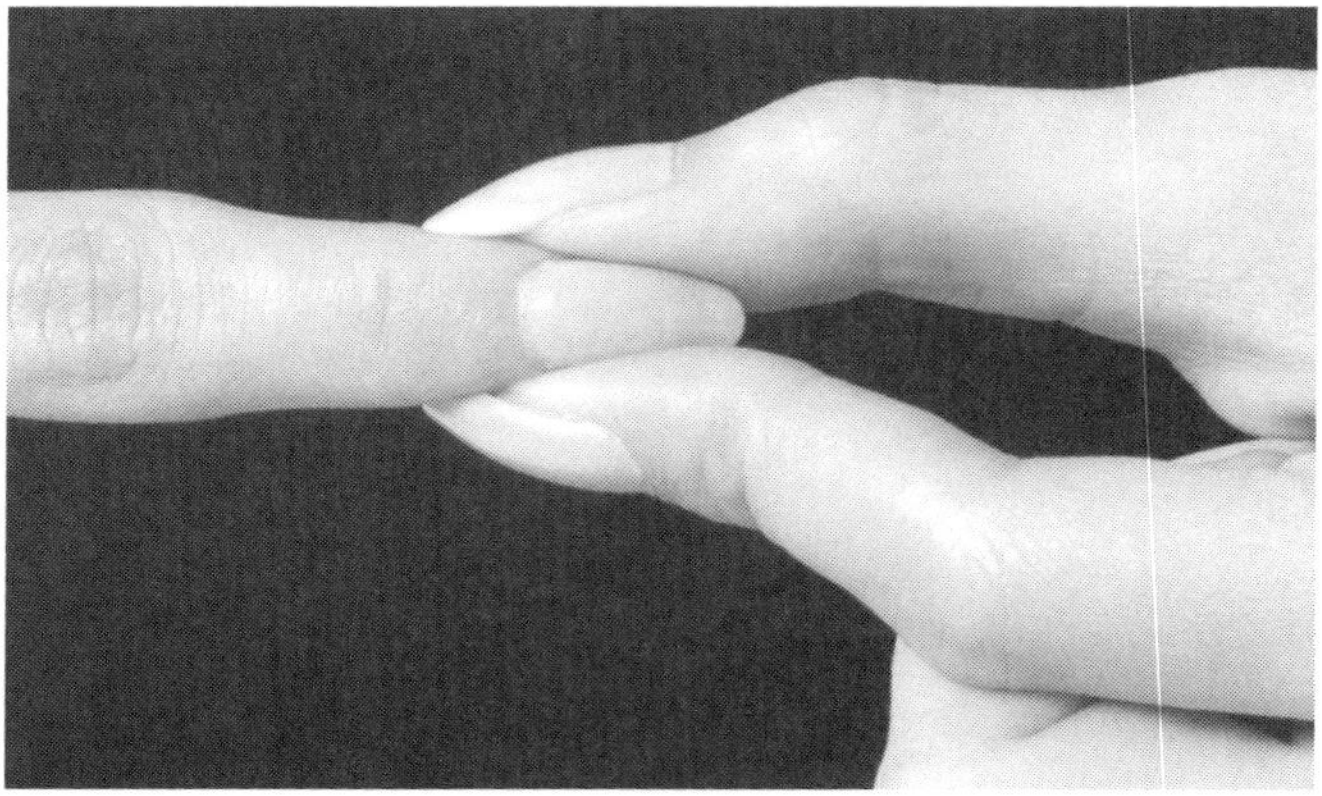

①両手の爪の生え際を、反対側の手の親指と人さし指で両側からつまみ、押しもみする

②潰瘍性大腸炎、クローン病の場合は、両手の人さし指を 20 秒ずつ、それ以外の指は 10 秒ずつを目安に刺激する

※特に痛い指や、違和感のある指を 20 秒ずつ刺激してもよい

※以上、ひととおり刺激しても、全部で２分ほど。１日２～３回、毎日続ける

③特に下半身の症状を改善したい場合には、足の指ももむと効果的。足の爪の生え際を、手の場合と同様に刺激する

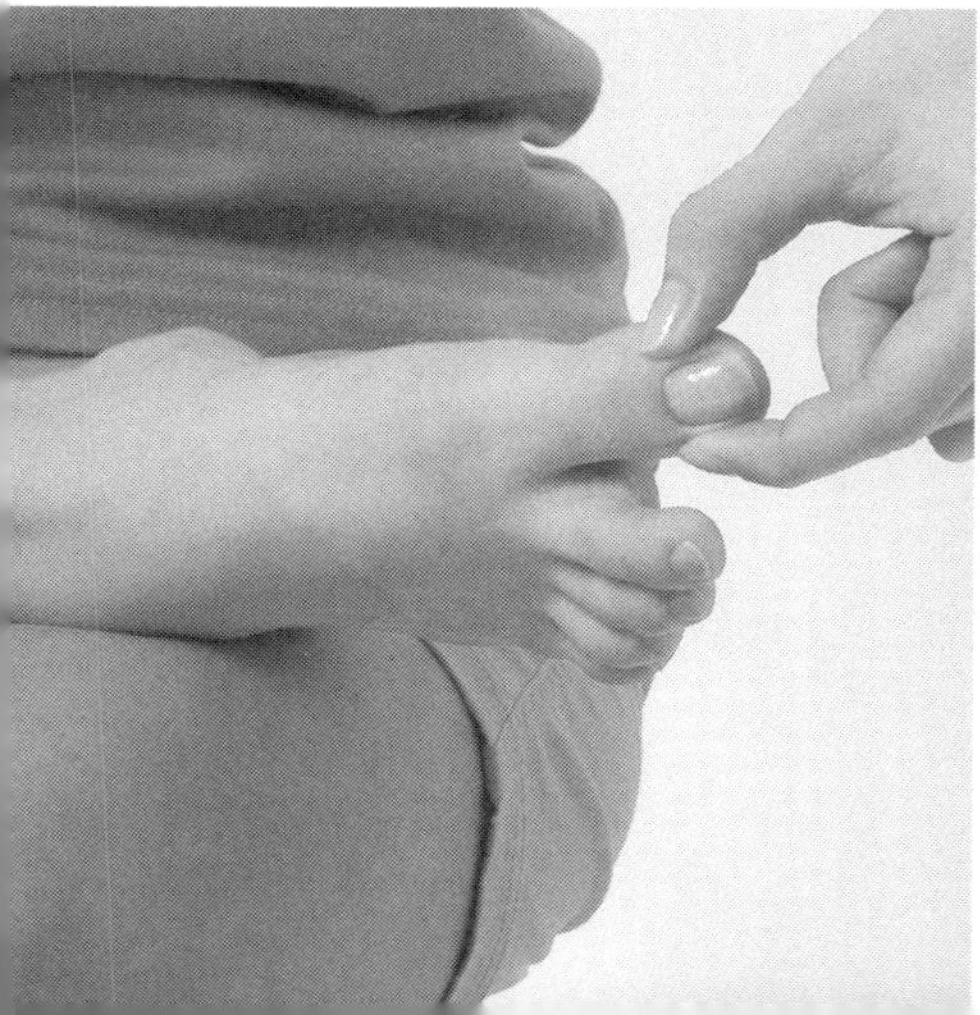

※厳密な位置にこだわらなくても、刺激はじゅうぶんに伝わる

※ギュッギュッと押しもみしても、ギューッと押し続けてもよい。「ちょっと痛いけど気持ちいい」刺激が目安

❸足の指も同じようにもむと、より効果的

なお、爪もみを行うと一時的に体調が悪くなることがあります。しかし、これは症状が改善する前の生理的な反応なので、心配せずに続けてください。

手振り体操

手振り体操は、前項で紹介した爪もみに次いで、多くの患者さんが実行しているセルフケアです。

脳のセロトニンを活性化させるには、よく噛むこと、太陽の光を浴びること、ゆったりとした呼吸をすること、そしてリズム運動が効果的といわれています。リズム運動の代表的なものが手振り体操なのです。

手振り体操を始める前に、自分の手のひらの状態をよく見ておいてください。赤みがさしているか、青白いか、温かいか、冷たいか、ピリピリした感覚の有無などを確認しておきます。

手振り体操を行うと、たいていの人は手のひらに赤みがさしたり、温かくなったり、ピリピリとした感覚が得られたりするものです。これは血流がよくなっている証拠です。交感神経が優位になると、血管が過度に収縮して血行が悪くなるので、手振り体操によって血流をよくすることは、自律神経のバランスを整えるのにも役立ちます。

【手振り体操のやり方】

❶足を肩幅に開いて立ち、足の指で地面をつかむように力を入れる。息は鼻から吸って口から吐く。これを数回くり返し、地面と足の一体感をつくって土台を安定させる

❷ひざの力を抜いて軽く曲げる

❸手のひらを内側に向けた状態で、両手を同時に前後に振る。右手と左手がバラバラにならないように注意する。手を振る角度は前後に45度ぐらいが目安。自分のできる範囲の速さで振る

❹③を5分間行う。1日に4度、合計20分くり返す

5分間の体操が終わったら、手は急に止めずに、徐々に速度をゆるめて静かに止めます。

手振り体操のやり方

❶足を肩幅に開いて立ち、足の指で地面をつかむように力を入れる。息は鼻から吸って口から吐く。これを数回くり返し、地面と足の一体感をつくって土台を安定させる

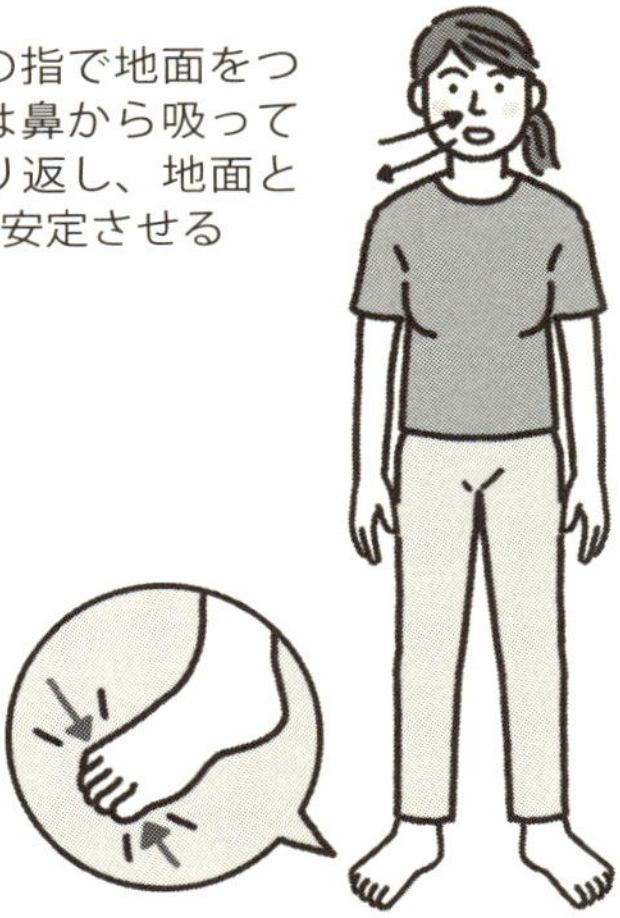

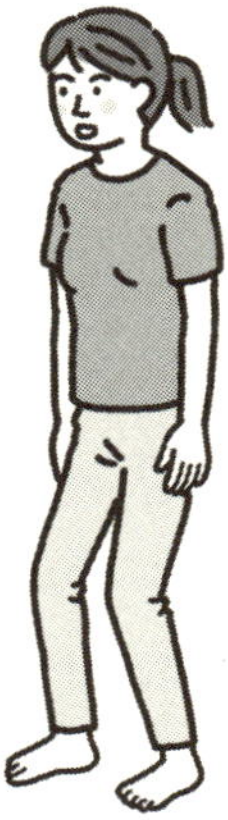

❷ひざの力を抜いて軽く曲げる

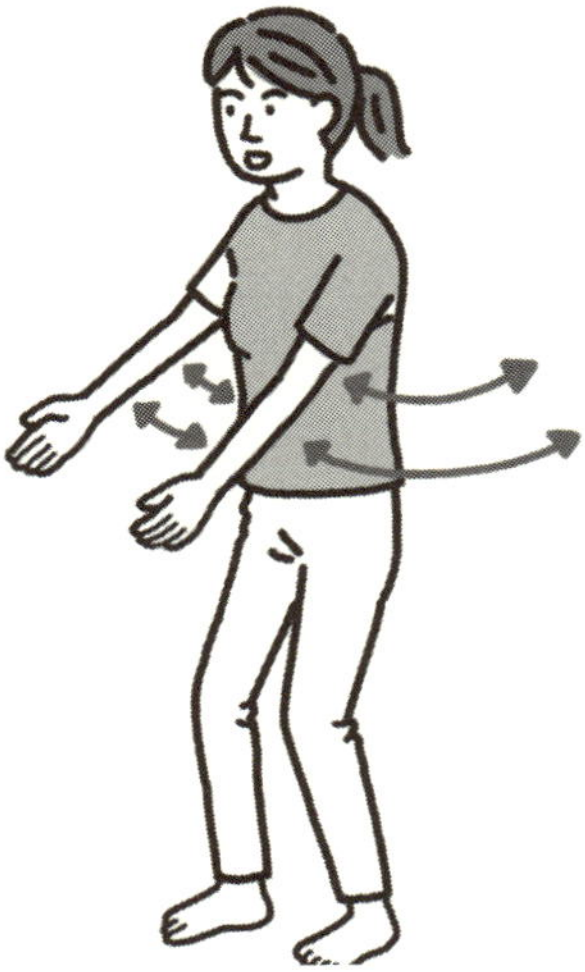

❸手のひらを内側に向けた状態で、両手を同時に前後に振る。右手と左手がバラバラにならないように注意する。手を振る角度は前後に45度ぐらいが目安。自分のできる範囲の速さで振る

❸③を５分間行う。
１日４度、合計20分くり返す

そして、自分の手のひらの状態を確認してみましょう。手振り体操を始める前と比べて、指先が赤くなったり、手のひらがまだらになっていたり、温かさや指のピリピリ感を覚えたりしないかを確認しましょう。

さらに、左右の手のひらを顔の前にかかげ、ゆっくりと顔に近づけて、息を吸うと同時にスッと遠ざけ、もう一度息を吐きながらゆっくりと顔にふれない程度に近づけてみてください。磁石のような感覚が得られたら、今度はその手で自分自身の体を癒やします。潰瘍性大腸炎やクローン病の人は、その手を腸のあたりにかざしましょう。温かさや磁石のような感覚を味わいながら、体の悪い部分が癒やされていることをイメージしてください。

☀笑いのワーク

笑うことも免疫力を高めるのに役立ちます。伊藤医院の伊藤実喜《いとうみよし》院長と佐賀大学医学部の八田勘司《はったかんじ》助教授の共同研究では、唾液の調査によって、笑いが免疫力の向上に有効であるという結果が得られたと報告されています。

唾液は口腔内から消化器系の免疫をになうもので、唾液の酸化還元電位《さんかかんげんでんい》がプラス0～50

ｍｖであれば、唾液は口の中をサラサラと流れ、雑菌などの侵入を防ぐそうです。つまり、免疫力がきちんと発揮されている状態です。ところが、唾液の酸化還元電位がプラス50～１００ｍｖになると、唾液の分泌量は減少してドロドロな状態となります。つまり、免疫力が低下している状態です。酸化還元電位が上昇すればするほど、さまざまな体調不良や障害が現れるのだそうです。

そこで、伊藤院長と八田助教授は20人に約60分間のお笑いショーを見せ、笑う前と笑ったあとに、それぞれ唾液を採取し、酸化還元電位を測定しました。すると、20例すべてで数値の減少が見られ、平均約30ｍｖも減少したという結果が得られたのです。笑うことによって、口の中がドロドロだった人もサラサラになり、免疫力が高まったことが数値で確認されたというわけです。

免疫力アップの他、笑いには腹式呼吸による血行促進効果、ストレス解消効果、また円滑なコミュニケーションや、ひらめきを与えるといった効用も指摘されています。

当クリニックでは、このような笑いの効用に着目して、呼吸法と笑いを合わせた「笑いのワーク」というエクササイズを行っています。

【笑いのワークのやり方】

〈ウォーミングアップ1〉

「ハ」の音でドレミファソラシドの音階を歌う。

❶口から息を吐ききって、鼻から息を吸い、ゆっくりと「ハー（ドの音で）、ハー（レの音で）、ハー（ミの音で）、ハー（ファの音で）」と歌う

❷もう一度鼻から息を吸い、ゆっくりと「ハー（ソの音で）、ハー（ラの音で）、ハー（シの音で）、ハー（ドの音で）」と歌う

❸①～②の要領で「ドシラソ」（鼻から息を吸って）「ファミレド」と下がる

〈ウォーミングアップ2〉

「ハ」の音をスタッカート（1音符1音符ごとに切り離すこと）で、おなかの底から発声する。

❶ひざをゆるめて立ち、リラックスした状態で口から息を吐ききり、鼻から息を吸って、おなかの底から「ハッ、ハッ」と10回発声する

〈笑いのエクササイズ〉

❶足を肩幅に開いて立ち、手首をブラブラさせながら、口から息を吐ききり、息を吸っと

きに体を後ろに反らす。音は出さずに息だけで「ハッ、ハッ、ハッ」といいながら体を前に起こしていき、最終的には前かがみになって、ブラブラさせている手で自分の太ももをたたく

❷①を何度かくり返しながら、しだいに「ハッ、ハッ、ハッ」と声も出していく。本当におかしさがこみ上げてきたら、大笑いしてもかまわない

❸2人一組になり、左手が下、右手が上になるように手を握り合って、相手の笑顔をしっかり見つめながら②の動作を行う

手をつなぐ人数は2人から4人、6人、10人、20人と、どんどんふやしていって、笑いの輪を大きくしていくことが理想です。家族や友人に協力してもらって、楽しく実践するとよいでしょう。

私は笑いのワークの効用を確かめるため、男性77名、女性231名に対して、笑いのワークを行う前後の心拍数を測定し、その変化を調べました。すると、男性はワーク後平均4・8回／分、女性は平均3・4回／分、男女平均は3・8回／分の心拍数の上昇が確認されました。笑いには運動効果もあることがわかります。

笑いのワークのやり方

〈ウォーミングアップ 1〉

「ハ」の音でドレミファソラシドの音階を歌う

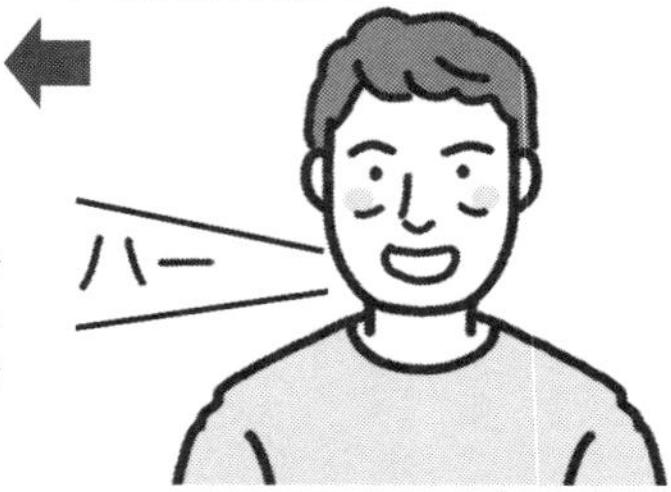

❶口から息を吐ききって、鼻から息を吸い、ゆっくりと「ハー（ドの音で）、ハー（レの音で）、ハー（ミの音で）、ハー（フアの音で）」と歌う

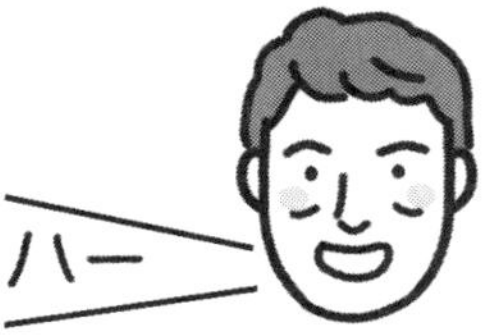

❷もう一度鼻から息を吸い、ゆっくりと「ハー（ソの音で）、ハー（ラの音で）、ハー（シの音で）、ハー（ドの音で）」と歌う

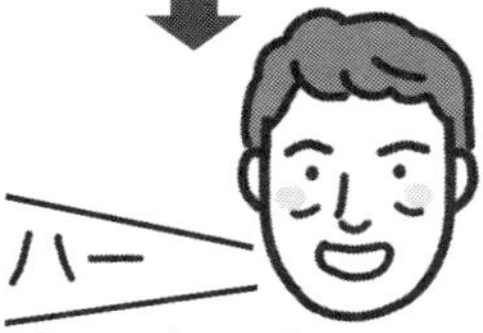

❸①～②の要領で「ドシラソ」（鼻から息を吸って）「ファミレド」と下がる

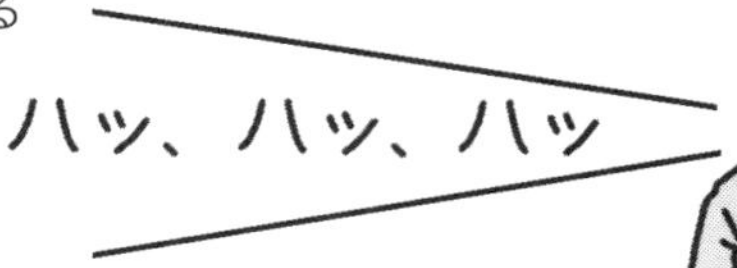

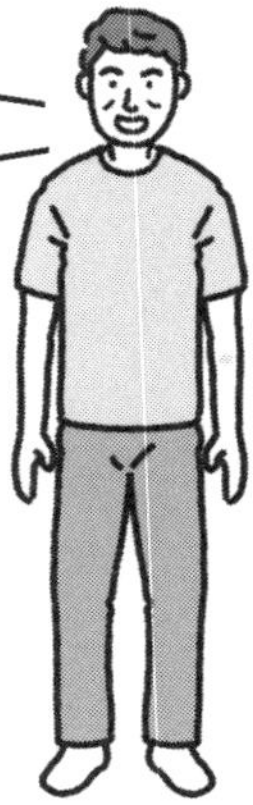

〈ウォーミングアップ 2〉

「ハ」の音をスタッカートで、おなかの底から発声する

❶ひざをゆるめて立ち、リラックスした状態で口から息を吐ききり、鼻から息を吸って、おなかの底から「ハッ、ハッ」と 10 回発声する

〈笑いのエクササイズ〉

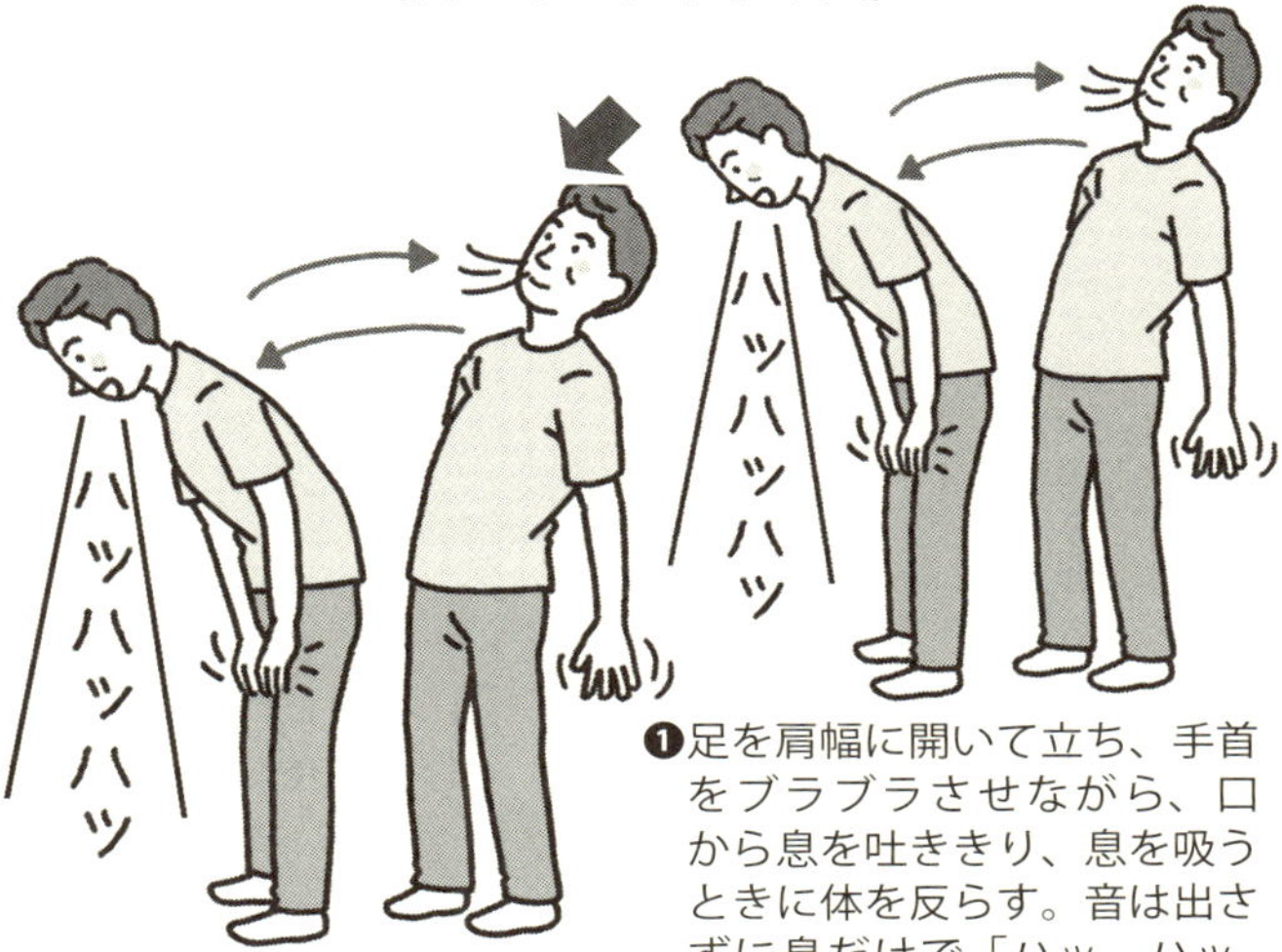

❶足を肩幅に開いて立ち、手首をブラブラさせながら、口から息を吐ききり、息を吸うときに体を反らす。音は出さずに息だけで「ハッ、ハッ、ハッ」といいながら体を前に起こし、最終的には前かがみになり、手で太ももをたたく

❷①を何度かくり返しながら、しだいに「ハッ、ハッ、ハッ」と声も出していく。本当におかしさがこみ上げてきたら、大笑いしてもよい

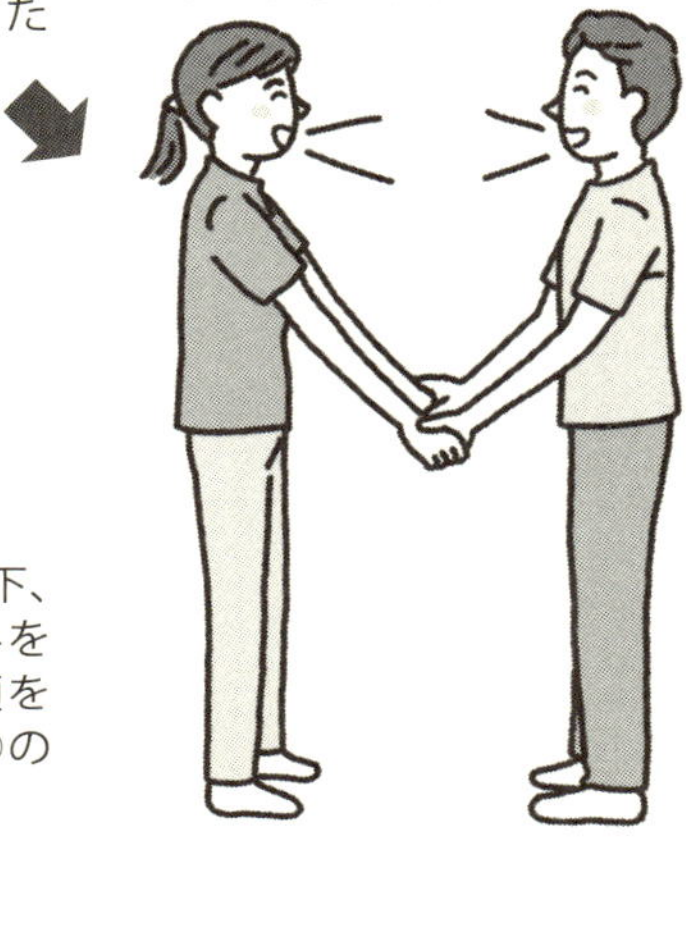

❸２人一組になり、左手が下、右手が上になるように手を握り合って、相手の笑顔をしっかり見つめながら②の動作を行う

さらに、鎮痛効果についても調べたところ、470人を対象としたアンケート調査で、「著効」23・4％、「有効」20・1％、「やや有効」19・4％を合わせて、有効率62・9％という結果が出ました。

「笑い」は「祓《はら》い」にも通じ、体の悪いものを取り去る働きがあるのです。

☀インターバル速歩

インターバル速歩は、信州大学大学院特任教授の能勢《のせ》博《ひろし》先生らが開発し提唱している運動療法です。速歩きとゆっくり歩きを交互にくり返すウオーキングで、体力増加、生活習慣病リスクの改善、骨密度の増加、抑うつ気分や睡眠の質の改善などに効果を表します。

筋肉に負担をかける速歩きと、負荷《ふか》の少ないゆっくり歩きを組み合わせ、運動が苦手な人でも無理なく継続することができます。また、速歩きで交感神経を優位にし、そのあとにゆっくり歩きで副交感神経に切り替えることは、「緊張」と「弛緩《しかん》」でメリハリをつけるので、自律神経のバランスを整えて免疫細胞を活性化させることにもつながります。

さらに、歩くことでかかとに振動が加わると、骨をつくる細胞からオステオポンチンと

インターバル速歩のやり方

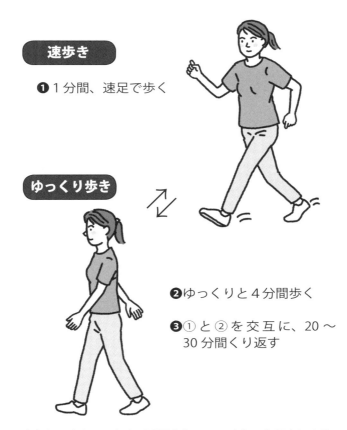

速歩き

❶１分間、速足で歩く

ゆっくり歩き

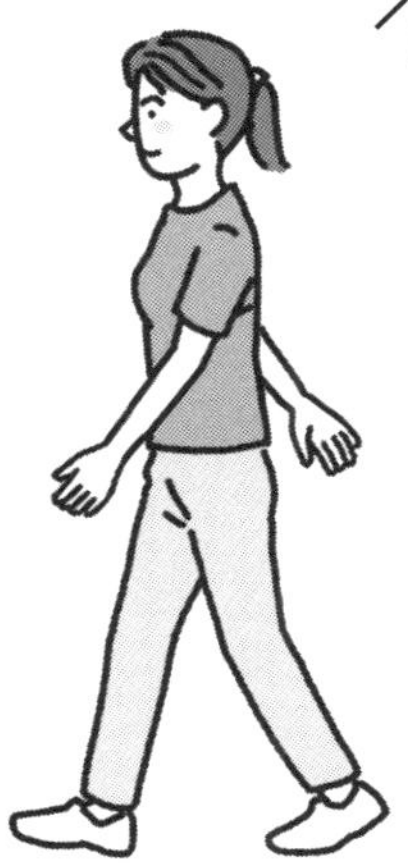

❷ゆっくりと４分間歩く

❸①と②を交互に、20～30分間くり返す

※速歩きの速度は、自分の限界速度の70％くらいを目安にする
※速歩きは、胸を張り、腕は軽く後方に引くことを意識して振る。できればかかとから着地して、足裏全体を地面に着けて歩く

いうホルモンが分泌され、骨の強化や免疫力アップにも役立つといわれています。

運動の効果で内臓脂肪が落ちれば、アディポネクチン（くわしくは70ページを参照）の分泌が高まる可能性もあります。

【インターバル速歩のやり方】

❶速足で1分間歩く

❷ゆっくりと4分間歩く

❸①と②を交互に、20～30分間くり返す

能勢先生は3分ずつの速歩きとゆっくり歩きを推奨されていますが、私はもう少し軽い「1分の速歩き＋4分のゆっくり歩き」をおすすめしています。これを20～30分間行います。もっと歩きたい人は、朝と夕など、1日に何セット行ってもかまいません。

セロトニン活性を高めるには、1日に20分程度、何らかのリズム運動をすることが有効なので、晴れた日は外へ出てインターバル速歩、雨の日は家の中で手振り体操、という具合に二つのリズム運動を使い分けるのもよいでしょう。患者さんには、3ヵ月を目標に何らかのリズム運動をすることをおすすめしています。

第5章

200名を超えた西洋薬離脱成功者の全データを公開

☀UCの会→UCCの会→UCCCの会

自分自身が西洋薬から離脱して潰瘍性大腸炎《かいようせいだいちょうえん》を克服した経験から、私は数多くの潰瘍性大腸炎の患者さんを西洋薬から離脱するべく治療するようになりました。その数は年々ふえ、対象とする病気も広がりつつあります。

そうした状況を受けて、2005年から2006年にかけて、私はクリニック内に「UCの会」という潰瘍性大腸炎の患者会を立ち上げました。UCとは、潰瘍性大腸炎の英語名である ulcerative colitis の頭文字です。

潰瘍性大腸炎の患者さんとそのご家族同志の交流と情報交換を目的に立ち上げたUCの会は、当初は5~6人の会員さんがクリニック上階の部屋に集まっていました。その後、会員の増加に伴《ともな》って、花見に行くなど、屋外でのイベントを行うようにもなりました。

2013年には、クローン病の患者さんがふえたことから、クローン病の英語名である crohn's disease の頭文字Cを加えて、「UCCの会」に名称を変更しました。

この間、ガンの三大治療（放射線、抗ガン剤、手術）を受けずに、若しくは徐々に3大療法を行わずに再発を予防するために、星状神経節《せいじょうしんけいせつ》ブロック療法（くわしくは74ページを参照）と代替医療《だいたいいりょう》（西洋医学以外の療法）を組み合わせた治療を受けたいという患者さんが徐々にふえていました。そして、そのことが口コミで伝わって、ガンの患者さんも多数来院されるようになったのです。そのため２０１６年には、ガンの英語名であるcancerの頭文字のCを加えて、「ＵＣＣＣの会」に再度、名称変更をしました。

現在、来院患者さんの６割がクリニックの専門である各種痛み、２割が潰瘍性大腸炎とクローン病、１割がガン、残りの１割が自己免疫疾患や内科、という割合になっています。

☀潰瘍性大腸炎とクローン病の合計で２１５人が薬の離脱に成功

それでは、当クリニックにおける患者さんのデータを報告しましょう。まず、炎症性《えんしょうせい》腸疾患《ちょうしっかん》（免疫細胞が腸の細胞を攻撃して腸に炎症を起こす病気）である潰瘍性大腸炎とクローン病のデータからです。

いずれの病気でも、報告の対象としたのは西洋薬を離脱してから1年以上、再燃《さいねん》していない人たちです。この1年を長いと解釈するか、短いと解釈するかは意見の分かれるところでしょう。私は、寛解期《かんかいき》（症状が落ち着いた時期）になっても一生薬を飲み続けなければならないといわれる炎症性腸疾患において、たとえ１年でも薬を飲まずにすごせていることには大きな意味があると考えています。患者さんのなかには、私のように難治性疾患《なんちせいしっかん》の認定を取り消されて、根治《こんち》といってよい状態まで改善している人もいます。

　これまでに、当クリニックで診《み》てきた潰瘍性大腸炎の患者さんは５６６人です。そのうち、西洋薬を離脱してから１年以上再燃していない患者さんは２０６人で、有効率は36・４％になります。患者さんの内訳は、男性95人（46％）・女性１１１人（54％）。男性の年齢は18〜86歳で、平均年齢42・７歳。女性の年齢は10〜85歳で、平均年齢は50・６歳です（左ページの図を参照）。

　クローン病では、これまでに診てきた患者さんが28人です。そのうち、西洋薬を離脱してから１年以上再燃していない人が９人で、有効率は32・１％です。患者さんの内訳は、男性６人（67％）・女性３人（33％）。男性の年齢は22〜58歳で、平均年齢は40・２歳。女性の年齢は21〜62歳で、平均年齢は47・３歳です（左ページの図を参照）。

　なお、「再燃していない」とは、単に症状が出ていないだけでなく、客観的評価の指針となるデータにも裏付けされています。再燃していない人たちは、あらゆる病気のカギと

薬を離脱できた潰瘍性大腸炎の患者さん

西洋薬から離脱して1年以上再燃していない患者さん ＝206人

これまでに診てきた潰瘍性大腸炎の患者さん ＝566人

有効率 **36.4％**

206人の内訳

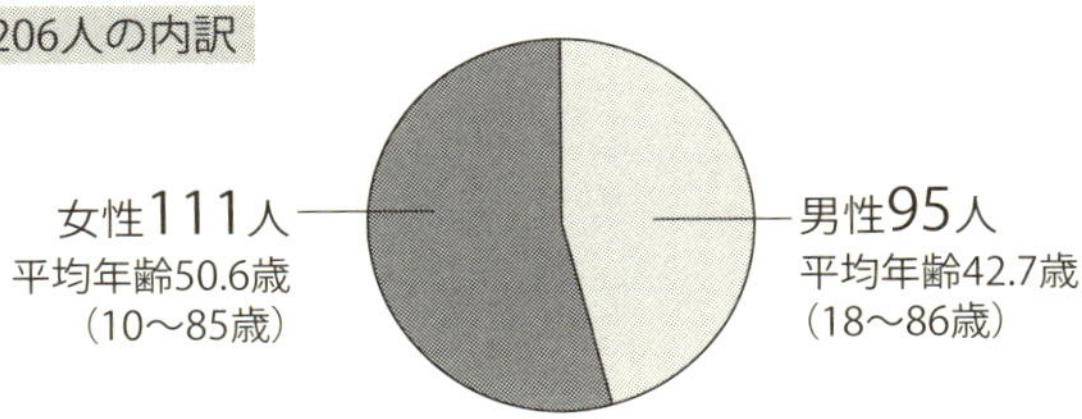

薬を離脱できたクローン病の患者さん

西洋薬から離脱して1年以上再燃していない患者さん ＝9人

これまでに診てきたクローン病の患者さん ＝28人

有効率 **32.1％**

9人の内訳

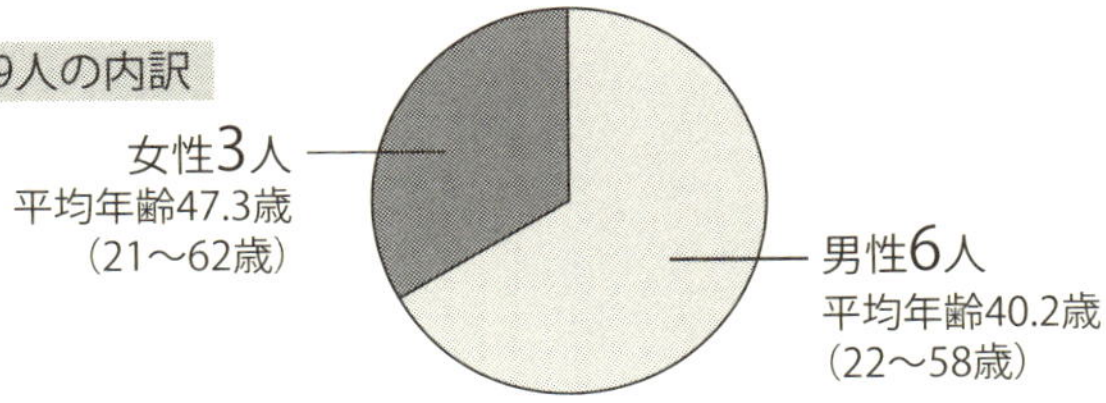

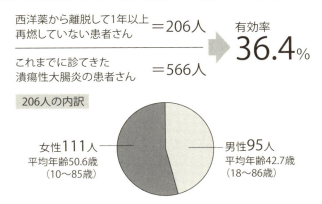

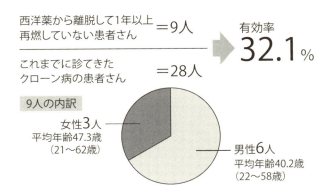

カルプロテクチン値は寛解期の潰瘍性大腸炎の再燃を予測するデータとして有用

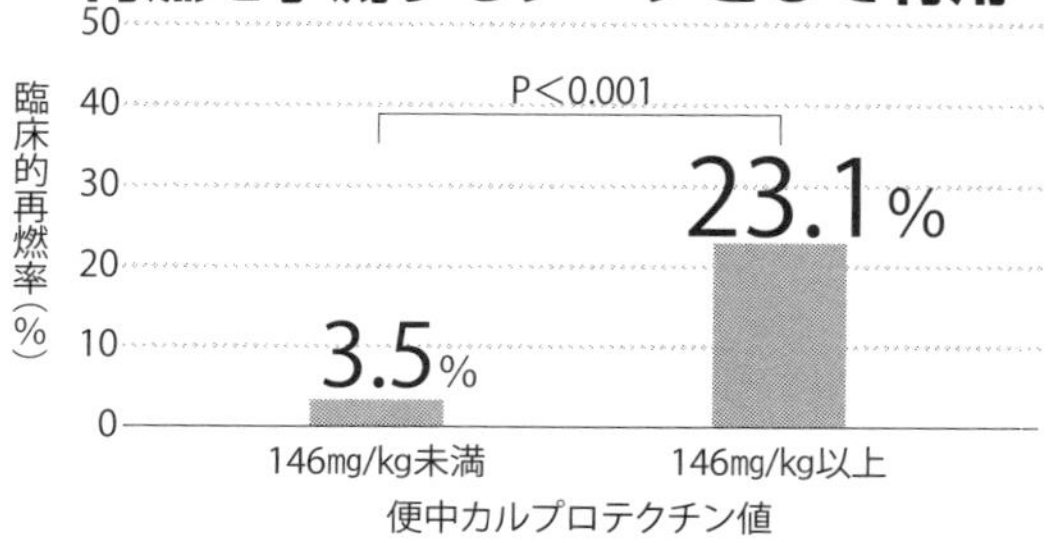

緩解例でも、便中カルプロテクチン値が高い場合には、3ヵ月後の再燃率が高くなる。

Naganuma.M et al.Cin Gastoroenterol Hepatol.2020 May;18(5):1102-1111.e5.より作図

なる自律神経《じりつしんけい》（意志とは無関係に内臓や血管の働きを支配している神経）のバランスが整っていること（くわしくは50ページを参照）、ストレスを解消する働きのあるセロトニン（くわしくは59ページを参照）の活性が高まっていることなどを確認しています。

潰瘍性大腸炎に関しては、便中カルプロテクチン（くわしくは39ページを参照）のデータも指標にしています。

私はこれまでのデータをもとに、カルプロテクチンに関する独自の判定基準を設けています。カルプロテクチン値が、50㎎／kg以下が「BEST《ベスト》」、１５０㎎／kg以下が「BETTER《ベター》」、３００㎎／kg以下が「GOOD《グッド》」、１０００㎎／kg以下が「ややGO

潰瘍性大腸炎の患者 12 人のカルプロテクチンのデータ

年齢	性別	診断年数	西洋薬の離脱年数	カルプロテクチン（mg/kg）
71歳	女	18年	4年4ヵ月	8.2（2019年2月28日）
43歳	男	9年	10ヵ月	11.0（2019年3月28日）
60歳	女	12年	10年1ヵ月	11.1（2019年3月18日）
64歳	男	3年	1年1ヵ月	11.1（2019年4月）
60歳	男	4年	3年8ヵ月	24.2（2019年2月22日）
62歳	女	34年	4年3ヵ月	26.6（2019年2月25日）
64歳	女	9年	7年2ヵ月	27.9（2019年2月21日）
56歳	男	26年	10ヵ月	37.6（2019年3月8日）
68歳	女	16年	10年1ヵ月	44.7（2019年3月）
79歳	女	45年	4年1ヵ月	68.9（2019年4月）
45歳	男	11年	11ヵ月	69.6（2019年3月16日）
57歳	男	29年	21年6ヵ月	73.4（2019年1月15日）

※カルプロテクチンは、腸管の炎症状態を把握し再燃を予測できる便検査のマーカー。内視鏡検査に比べ負担の少ない検査法として有用とされている。
※ベストは50mg/kg以下だが、150mg/kg以下でもベター。

OD」、１００１㎎／kg以上が「BAD《バッド》」です。

２０２０年には、カルプロテクチン値が１４６㎎／kg以上あると３ヵ月後の再燃率が23・１％なのに対し、１４６㎎／kgだと３・５％になるという研究結果が報告されています（右ページの表参照）。この結果は、私の判定基準とほぼ一致しているといってよいでしょう。

さて、当クリニックで経過良好な12人（43～64歳の男性６人、60～79歳の女性６

患者５人と著者
腸内細菌の「酪酸産生菌」の割合

潰瘍性大腸炎の患者5人	70代男性	50.92%
	60代女性	57.03%
	60代女性	49.57%
	30代男性	49.46%
	20代女性	23.35%
	5人の平均	46.07%
著者		75.30%

人）のカルプロテクチン値を調べました。その結果、全員が１５０mg／kg以下で、そのうち９人が50mg／kg以下でした（１２７ページの表を参照）。

　また、間接的に免疫系の暴走を制御する酪酸産《らくさんさん》生菌《せいきん》（くわしくは54ページを参照）がふえていることも確認しています。経過良好な５人ならびに私の腸内細菌のなかの酪酸産生菌の割合を調べたところ、５人の平均は約46％で、私にいたっては75・３％もあったのです（上の表を参照）。

　一方、クローン病に関しては、炎症性腸疾患の炎症反応を評価するＬＲＧ値（くわしくは40ページを参照）を調べました。経過良好な３人のＬＲＧ値は、それぞれ13・９μg／mℓ、11・４μg／mℓ、９・６μg／mℓと、いずれも基準値内でした（基準値は16・０μg／mℓ未満）。

カルプロテクチン値、酪酸産生菌の割合、ＬＲＧ値のいずれも、症例数が少ないものの、寛解状態と数値との相関関係について、傾向はつかめたと実感しています。

ちなみに私自身の最新データは、カルプロテクチン値が42・６㎎／kg（２０２３年７月14日）で、ＬＲＧ値が13・２μg／mℓ（２０２３年７月20日）でした。

統合医療のガンの有効率は69・6％

次に、当クリニックにおけるガンの患者さんのデータを紹介します。

２００３年３月から２０２４年６月までの約22年間で、統合医療（西洋医学と代替医療を組み合わせた療法）を実施したガンの患者さんは、男性１１２人・女性１７３人の合計２８５人です。患者さんの年代は20～80代で、60代が最も多く80人、次いで50代が70人、70代が68人の順になります。ガンと診断されてからの年数は、１年未満から10年以上で、２～３年が68人と最も多く、次いで３～５年が65人、１～２年が59人と続きます。

原発巣《げんぱつそう》（最初にガンが現れたところ）の部位は、胃、大腸、乳房、肺・縦隔《じゅうかく》、脳、喉《こう》頭《とう》、卵巣《らんそう》、子宮《しきゅう》、平滑筋《へいかつきん》、肝臓《かんぞう》、膵臓《すいぞう》、胆管《たんかん》、前立腺《ぜんりつせん》、腎臓《じんぞう》、甲状腺《こうじょうせん》、食道、膀胱《ぼうこう》と多岐

ガン原発部位（285名）

胃	27名	肝	16名
大腸	63名	膵、胆管	18名
乳房	57名	前立腺	13名
肺、縦郭	31名	腎	5名
脳、喉頭	8名	甲状腺	2名
卵巣	13名	食道	4名
子宮	17名	多発性骨髄腫	4名
平滑筋、骨肉腫	3名	膀胱	4名

に渡り、骨肉腫《こつにくしゅ》や多発性骨髄腫《たはつせいこつずいしゅ》の患者さんもいます。大腸ガンが63人と最も多いのは、潰瘍性大腸炎が大腸ガンのリスクを高めることが影響しているものと考えられます（上の図を参照）。

ガンのステージ（進行度）を見ると、ステージⅣ（4期）が149人と最も多く、厳しい状況に置かれた患者さんの多いことがわかります（左ページの図を参照）。

治療効果の目安は以下のとおりです。

●リンパ球の実数：2000～3000個／立方ミリメートル

●白血球《はっけっきゅう》中のリンパ球の割合：35～41％

●抗P53抗体たんぱく：1・3U／mℓ以下

●PET（陽電子放出断層撮影）検査：活動性の低下

ステージ人数（285名）

Ⅰ期	52名
Ⅱ期	47名
Ⅲ期	28名
Ⅳ期	149名
その他	9名

●インターロイキン12、TNFα《アルファ》、インターフェロンγ《ガンマ》の分泌量《ぶんぴつりょう》：改善
●画像検査：消失・縮小傾向・変化なし
●腫瘍《しゅよう》マーカー値：基準値内・改善傾向
●ケトン体値：上昇傾向
●アディポネクチン値：上昇傾向
●セロトニン値：１００～２００ng／mℓ
●食欲・睡眠・意欲・痛み：著《いちじる》しい改善

その結果、著効が80人、有効が64人、やや有効が55人で、有効率は69・6％になります（１３２ページの図を参照）。

なお、２０２４年8月に開催された国際生命情報学会において、私は潰瘍性大腸炎と大腸ガンをテーマにした研究内容を発表しました。統合医療によって潰瘍性大腸炎が改善した患者さんと、大

統合医療ガン患者治療効果
（著効＋有効＋やや有効）率 69.6%

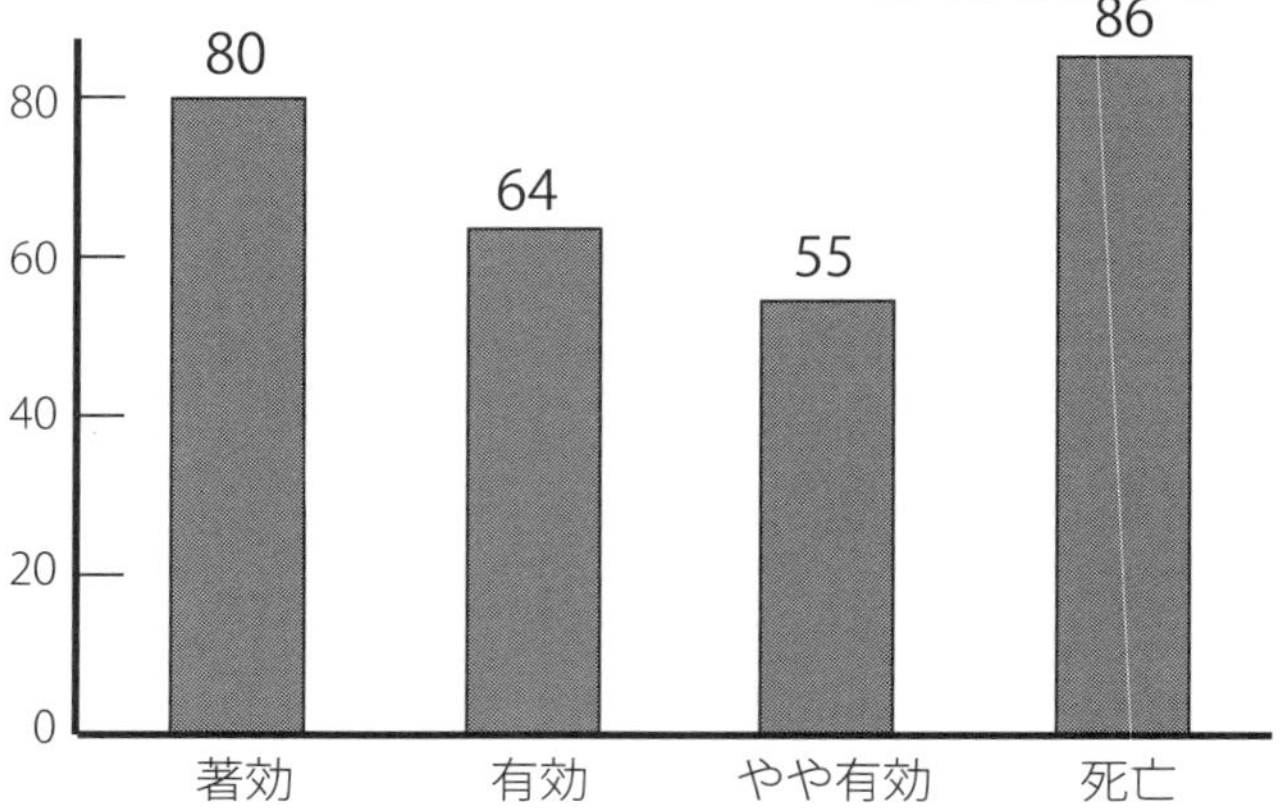

腸ガンが改善した患者さんには、いくつかの共通項のあることが判明したのです。

それは、以下のとおりです。

❶悪玉腸内細菌が認められない
❷酪酸産生菌が多い傾向がある
❸ルミノコッカス菌が多い傾向がある

このうち②に関連した研究結果があることを、江田クリニック院長の江田《えだ》証《あかし》先生が、ご著書の中で発表されています。肺ガンで抗ガン剤治療を受けている人が、酪酸産生菌の一つであるクロストリジウム・ブチリカムを内服したところ、抗ガン剤の効果が高まり、全生存率が上がることが報告されているそうなのです。同様のことが腎臓ガンでも確認されているとのことです。

第6章　腸の難病を克服した私たち

大腸の切除寸前まで進行した潰瘍性大腸炎が
1年後には症状がまったく出なくなり
いまでは病気を克服できたと自信を持っていえる

西田真知《にしだまち》　大学生・21歳

ドクターヘリで緊急搬送

いまになって思うと、あれが予兆でした。2012年、小学4年生のときのことです。排便後のトイレットペーパーに血がついていたのです。血といっても、わかるかわからないか程度の少量だったので、とく気にとめることもなく、放置して過ごしていました。

ところが、小学5年生の終わりから小学6年生に上がるころになって、明らかに便に血がまざるようになったのです。近所の病院に行って診《み》てもらったところ、「痔《じ》でしょう」といわれ、痔の薬を処方されました。

そのころから下痢《げり》が始まり、1日に3～4回、多いときは10回くらいトイレに行っていました。しかし、もともとお通じやおなかの調子について関心が薄かったため、それがおかしいこととは思わず、相変わらず痔の薬を飲んでいました。

その年の９月か10月に熱が出たときに、初めて激しい腹痛に襲われました。さすがに「これは変だ」と思いましたが、病院の診断は「カゼだろう」。カゼ薬を処方されました。処方された薬を飲むと、熱は下がったものの、腹痛はおさまりません。それでも、熱が下がったので学校へは行き、母が担任の先生に事情を話して、給食の時間だけ帰宅させてもらい、消化のよいうどんなどを食べて、しのいでいました。

しかし、体調の悪化はとどまることがありませんでした。11月には、起き上がるのもつらくなり、熱も下がらず、１日に20回くらいトイレに行くようになっていました。学校も休みがちになり、12月の中旬に地元の総合病院で内視鏡《ないしきょう》（体内を直接診る医療用器械）を使った大腸の検査を受けることになりました。母の意向により、私が麻酔から覚めた時点で、いっしょに医師の説明を受けました。そこで初めて潰瘍性大腸炎《かいようせいだいちょうえん》と診断されたのです。

担当の医師は、子供の私にも理解できるように、ていねいに説明をしてくれました。いまのところ治す薬がなく症状を抑えることしかできないこと、若い人にも多いこと、食べるものにさまざまな制限が生じること……。「マグロや焼肉が食べられなくなるよ」といわれて、悲しかったのを覚えています。

けっきょく、そのまま入院して治療を受けることになりました。ところが、処方された薬がすべて合わなくて、正月に41℃くらいの熱が出て下がらなくなったのです。病院からは手が負えないといわれ、大阪にある大学病院の小児科にステロイド薬（副腎皮質《ふくじんひしつ》ホルモン薬）治療のエキスパートがいるということで、ドクターヘリで救急搬送されました。

大学病院では、何種類かの薬を処方されました。それぞれの薬について母といっしょに調べたところ、症状を抑えるための薬やステロイド薬の他に、白血病に使う薬が処方されていることがわかりました。しかし、総合病院で処方されていた薬でアレルギー反応が出ていたので、やむを得ないと考えて、受け入れることにしました。

幸い、ステロイド薬が功を奏したようで、症状がおさまり、小学校の卒業式に向けて、2月下旬に退院しました。

退院後、久しぶりに学校へ行きましたが、つらい現実が待っていました。白血病の薬の副作用で髪が抜けだしたのです。髪が日に日に薄くなっていることに周囲も気づいていました。しかし、小学6年生にもなると、そういうことを口にしてはいけないと理解しているので、誰もそのことについては決してふれません。その気遣いが、私には逆につらく感じてしかたがありませんでした。

けっきょく、卒業前に髪はほとんど抜けてしまい、再び熱が上がり始めたため、３月下旬に再入院することになり、卒業式には出席することはできませんでした。

この時点で、私は「自分は死ぬんだな」と思っていました。血液検査の結果、白血球がほとんどなく、どんな病気になっても治らない状態といわれたからです。そして、使える薬がないために、「このままいくと大腸を切除しなければならない」といわれました。

何か手立てはないかと、母はインターネットでいろいろと調べてくれました。すると、自らの潰瘍性大腸炎を克服し、現在は多くの潰瘍性大腸炎の患者さんを西洋薬から離脱させて治している医師がいることがわかりました。それが西本真司《にしもとしんじ》先生でした。

母は西本クリニックへ紹介状を書いてもらえるように、大学病院にかけ合ってくれました。大学病院の先生も、それでこの子が治るのならということで、いったん西本クリニックに行ってみて、今後のことはそれから判断することを条件に紹介状を書いてくれました。

私自身も、薬を使わずに体操や歌やヨガなどをして治していると母から聞いて、それなら自分にもできるかもと思いました。また、薬がトラウマ（心の傷）になっていたので、共感を求める気持ちもありました。何よりも、実際に潰瘍性大腸炎にかかった先生が克服していることに希望を見出し、ぜひ診てもらいたいと思いました。

潰瘍性大腸炎であったことを忘れるほど元気

大学病院を4月下旬に退院して、4月30日に中学校に初登校しました。そのときには医療用のかつらをかぶり、体育は見学。受けられる授業だけ受けて帰宅するという形で中学生活がスタートしました。

そして、翌5月。西本クリニックでの初診に臨《のぞ》みました。西本先生は、いま飲んでいるステロイド薬に漢方薬をどう併用していくかをていねいに説明してくれました。そして、「潰瘍性大腸炎は治らないといわれているけれど、決してそんなことはないよ」といって、髪が抜けたつらさなどにも寄り添う姿勢を示してくれました。

具体的な治療法としては、柴苓湯《さいれいとう》という漢方薬の服用と、首にある星状神経節《せいじょうしんけいせつ》というところに近赤外線を照射するスーパーライザー治療、そして血液の状態のチェックを、月に1回のペースで行いました。

また、自分でできる方法として、呼吸法と爪もみ（くわしくは106ページを参照）を教わりました。最初に話を聞いたときは、こんなことで治るのかという衝撃を受けた一方で、ものめずらしさもあって、毎日欠かさず行いました。

さらに、母と祖母が食事にも気を配ってくれました。大学病院に入院していたときに出ていた食事を参考にして、油をとらずに、消化のよいものを食卓に出してくれたのです。西本先生からは、食物繊維《しょくもつせんい》も大事だといわれたので、野菜をクタクタになるまで煮て、おひたし状態にして食べて、徐々に慣らしていきました。

こうして月に1回の治療を受けるとともに、セルフケアを行い、食事にも気をつける日々を送っていた中学2年生になったある日、潰瘍性大腸炎の症状が1年間まったく出ていないことに気づきました。下痢も血便もなくなり、トイレも1日に1回、多くて2回しか行っていません。髪も元に戻り、授業もすべて受けられるようになっていました。

その後も日を追うごとに体調がよくなり、自分の感覚では、潰瘍性大腸炎を克服できたと自信を持っていえるようになりました。高校に入ると、テストや部活の関係で、通院が2〜3ヵ月に1回のペースになりましたが、それでも症状が出ないばかりか、体調はますますよくなっていきました。

現在の私は、自分が潰瘍性大腸炎だったことを忘れるほど元気です。大学の友達には病気のことを話していないので、私が国の指定する難病の患者だったことは誰も知りません。

子供のときに大きな病気をするのは、本当につらいものです。私も自分のことがきらいになったり、世の中のすべてを恨んだりしたときもありました。しかし、あきらめずに前を向いていれば、必ず何か一手があるはずです。あきらめずに、かつ気楽に、自分に合う生き方を探す感覚で病気と向き合うことの大切さをいま実感しています。

現在、私は中学の教師をめざしているところです。中学生のときに、病気のために気力を失くし、自暴自棄になっていた時期がありました。そんな私に対して、先生がたが「可能性をもっと伸ばしていこう」「その声を生徒会で活かそう」といって励ましてくれました。その結果、ギター・マンドリン部に入ったり、生徒会の活動をしたりして、可能性を伸ばすことができました。ある先生にいわれた「中学の3年間は人生でいちばん変われる3年間」ということばを胸にきざんで、今度は自分が子供たちの可能性を伸ばせる先生になりたいと思っています。

【西本真司医師のコメント】

西田さんが大学病院で処方されていたのは、6－メルカプトプリン（商品名「ロイケリン」）という白血病の治療薬で、リンパ球の新生や増殖を阻害し、炎症を抑える働きがあることから、潰瘍性大腸炎の基準薬にもなっています。ただし、副作用が強く、西田さんのように髪が抜けることもめずらしくありません。

西田さんはデータ的に前白血病状態で、再生不良性貧血に近い状態でした。そのため、心配したお母様が大学病院の担当医に当クリニック宛に紹介状（診療情報提供書）を書いてもらい、来院されました。当クリニックから大学病院宛に紹介状を書くことはありますが、その逆は非常にめずらしいケースです。それほど逼迫《ひっぱく》した状態だったのでしょう。

初診の時点でまだ12歳だったため、体験手記にもあるように、柴苓湯の服用とスーパーライザー治療を行ったうえで、中学生でも実行可能なセルフケアをやってもらいました。その後、大学生になってから、星状神経節ブロック療法（くわしくは74ページを参照）も行っています。

西田さんは、その明るい性格から、周囲と打ち解ける能力に長《た》けているようです。最近では、当クリニックの同年代の患者さんたちと仲よくなり、アドバイスもしてくれています。子供のころにつらい体験をしてきたかただけに、きっとよい先生になれるのではないでしょうか。

35年も闘病していた潰瘍性大腸炎がステロイド薬なしで13年以上再燃せず病気を克服できたことを確信

長谷川尚紀《はせがわなおき》　自営業・62歳

原因・薬・治療法のないない尽くし

それは1976年8月、私が14歳のときのことです。中学2年生の夏休みの最中でした。自宅にいた私は突然、激しい下痢《げり》に襲われました。とりあえず市販の整腸剤を飲みましたが、下痢はおさまりません。それどころか、おなかが締め付けられるような痛みまで出てきて、1日に何回もトイレに駆け込むようになりました。そして、数日後には、便に血がまざるようになったのです。

心配した母に連れられて、かかりつけの病院へ行き、その後、いくつかの病院へ行きましたが、原因はわかりませんでした。

それからも症状はどんどんひどくなり、治療のため、11月に地元の市民病院に3週間ほど入院しました。便の検査の結果、嫌気性菌《けんきせいきん》による下痢と診断されました。嫌気性菌とは、生育に酸素を必要としない細菌で、傷口などから侵入すると病気を引き起こすことがあるということでした。しかし、あとでわかったことですが、それは誤診だったのです。

入院中の食事制限と点滴治療により、下痢はなんとかおさまり、退院しました。ところが翌年の春、中学3年生になってすぐに再発したのです。再び病院を転々としましたが、やはり下痢は止まらず、原因も不明でした。

7月になって、胃腸専門病院で肛門《こうもん》から内視鏡《ないしきょう》（大腸内を直接診る医療用器械）を入れる検査を受けたところ、潰瘍性大腸炎《かいようせいだいちょうえん》と診断されました。全く聞いたことのない病名で、何の知識もありませんでした。

医師からの説明を聞いて愕然《がくぜん》としました。

「潰瘍性大腸炎は国が指定する特定疾患、つまり難病です。国内の患者さんはごくまれで、原因はわかりません。治す薬はありません。したがって治療法がありません」とないない尽くしだったのです。そして、「症状がいったんおさまっても何回も何回もくり返します。一生、この病気とつきあってください」といって説明が終わりました。

私は冷静を装っていましたが、心の中に汗や悲しい涙がザーッと流れるのを感じていました。横にいる母も、毅然とした態度で話を聞いていたものの、心の中ではオロオロしているのが伝わってきました。

気がつくと、私は心の中で「治らへん病気なんかあるかい！」と叫んでいました。根拠はないけれど、「そんなことあるかい！　絶対治るわい！」と思ったのです。

それからは、その胃腸専門病院で処方されたサラゾピリン（一般名「サラゾスルファピリジリン」）という薬を飲むようになりました。しかしながら、これといった効果はなく、下痢・下血がひどくなるとステロイド薬（副腎《ふくじん》皮質《ひしつ》ホルモン薬）を水に溶《と》かして浣腸《かんちょう》するという方法で、症状が治まるのを待っていたのでした。

また、医師からは牛乳、肉、冷たい飲み物・食べ物などを控えるようにいわれ、母は料理に随分気を配ってくれました。また、自分でも、冷たい飲み物と食べ物をとるのをやめました。さらに、「バスの揺れが潰瘍性大腸炎の症状を悪化させます」とまでいわれ、私は困惑するばかりでした。

下痢の症状は、少なくとも春夏秋冬の季節ごとといってよいぐらいに、必ず現れました。学校では、休み時間になるたびにトイレに駆け込んでいました。ひどいときには、1日に20〜30回もトイレに行くありさまでした。

私は下痢の症状が出ると、サラゾピリンとステロイド薬の服用で症状を抑え込むことしかできなかったのです。そして、そのような日々を、中学生、高校生、大学生、そして社会人になっても、合計35年間も続けていたのです。

その間、30歳のときに右足の甲に、37歳のときに左足のひざの内側に蜂窩織炎《ほうかしきえん》を起こしています。蜂窩織炎は、皮下脂肪組織《ひかしぼうそしき》へ侵入した細菌による感染症で、皮膚が赤く腫《は》れて膿んだり、激痛や熱感を覚えたりする病気です。また、32歳から3年連続、夏の時期、全身に激痛が走って、寝返りも打てず、立つこともできなくなったこともありました。潰瘍性大腸炎は、免疫系《めんえきけい》が正常に機能しなくなり、体が自分の組織を攻撃する「自己免疫疾《じこめんえきしっ》患《かん》」の一つです。おそらく、蜂窩織炎も全身痛も自己免疫疾患の関連症状だったのではないでしょうか。

精神的に極限状態でも症状が出なくなった

転機が訪れたのは、2005年9月、43歳のときでした。高校時代の友人H君が『潰瘍性大腸炎が治る本』という本に関するメモを持ってきてくれたのがきっかけでした。友人は、あるセミナー会場で、そのメモを手にしている人を見かけて、「友達が同じ病気なので、そのメモをゆずってもらえませんか」といって、メモをもらってきてくれたのです。

メモを読み、『潰瘍性大腸炎が治る本』を購入して読んだところ、著者の西本真司《にしもとしんじ》先生ご自身が潰瘍性大腸炎を克服し、しかも多くの潰瘍性大腸炎の患者さんを治しているというではありませんか。私はすぐに西本第2クリニック（当時。現西本クリニック）の予約申し込みをしました。

初めて診察室に入ると、先生はニコニコと満面の笑みを浮かべながら、私を下の名前で「尚紀さん！　はじめまして」「潰瘍性大腸炎ですね。治りますよ！」とおっしゃいました。その瞬間、私は号泣してしまいました。潰瘍性大腸炎の劇症により、臨死《りんし》体験までした末に克服された先生がそういってくれたことに感激するとともに、中学3年生のときに心の中で「治らへん病気なんかあるかい！」と叫んだことを思い出したのです。

クリニックでは、柴胡加竜骨牡蛎湯《さいこかりゅうこつぼれいとう》という漢方薬を処方してもらい、診察室の上階で開催されている健康気功《きこう》教室や音楽療法などにも通うことにしました。また、食事面では、玄米《げんまい》と野菜を中心とし、納豆・豆腐や、漬物といった発酵《はっこう》食品を積極的にとるように指導されました。

さらに、自分でできる健康法として、爪もみ（くわしくは１０６ページを参照）と手振り体操（くわしくは１０９ページを参照）のやり方を教わり、自宅や通勤時間などの手の空いたときに行うようにしました。

こうして週に1回のペースで通院し、セルフケアも実行して半年ほど経過したころに、体調に変化が現れました。３ヵ月に1回くらいのペースで下痢の症状が現れていたのが、4～5ヵ月に1回くらいのペースになってきたのです。

とはいえ、潰瘍性大腸炎は決して容易な相手ではありません。症状の出ない期間が長くなったとはいえ、一度症状が出ると、１日に40回を超えるような下痢をすることもありました。そのようなときは、西本先生に相談したうえで、地元の病院でステロイドの内服薬を処方してもらい、それでも効かないときはステロイド薬の点滴《てんてき》を受けるようにしました。

ステロイド薬の副作用で困ったのは、食欲の亢進《こうしん》です。下痢がおさまると同時に、無性に食欲が湧いてくるのです。自制しなければと思いながらも、食べないと気持ちがおさまらず、つい食べ過ぎていました。

２０１１年、数年ぶりに下痢・下血がひどくなり、地元の病院に入院しました。このときは、自《みずか》ら担当医師に希望して、ステロイド薬の服用と点滴を受け、症状を抑えました。

しかし、結果的に、これが最後の再燃《さいねん》となりました。このときから現在に至るまでの13年間、一度も症状が出ていないのです。

２０１７年の９月、これ以上なく悲しい出来事が起こりました。妻・佳代《かよ》ちゃんが亡くなったのです。卵巣《らんそう》ガンが見つかり、最後の３ヵ月は徹底的に寄り添った末の旅立ちで、私は精神的に極限状態でした。それまでの私は、強い精神的ストレスがかかると、必ず症状の再燃がありました。しかしこのときは、潰瘍性大腸炎の症状は出なかったのです。このとき、私は潰瘍性大腸炎を克服できたと確信しました。

西洋薬を離脱して約６年後の実感でした。15歳のときから49歳まで、34年間もステロイド薬を使用しながらの私の闘病生活は終わりを告げたのでした。

現在は、年に数回、西本クリニックで血液検査を受けていますが、おかげさまで、リンパ球などの数値もよい結果が出ています。

また、西本クリニックの健康気功教室や音楽療法などに参加し、現在、潰瘍性大腸炎やクローン病などの難病で苦しんでおられるかたがたへ、「強い気持ちを持ち続ければ、病気は必ずよくなります！」というメッセージを届けさせていただいたり、西本先生やスタッフのかたがたとのコラボで、自作曲などで明るいメッセージを届けさせていただいたりしています。

私はもともと粘り強い性格で、さまざまな困難を克服してきました。ただし、私の半生をかけた潰瘍性大腸炎の克服に関しては、自分の強い信念だけではなく、ともに闘病してくれた、亡くなった妻・佳代ちゃんや、さまざまな治療を試みるなど経済的・精神的に支え続けてくれた両親、そして「治ります！」と励まし続けてくださり、苦楽をともに歩んでくださった西本先生をはじめ、多くのかたがたの信念が具現化したものだと確信しています。

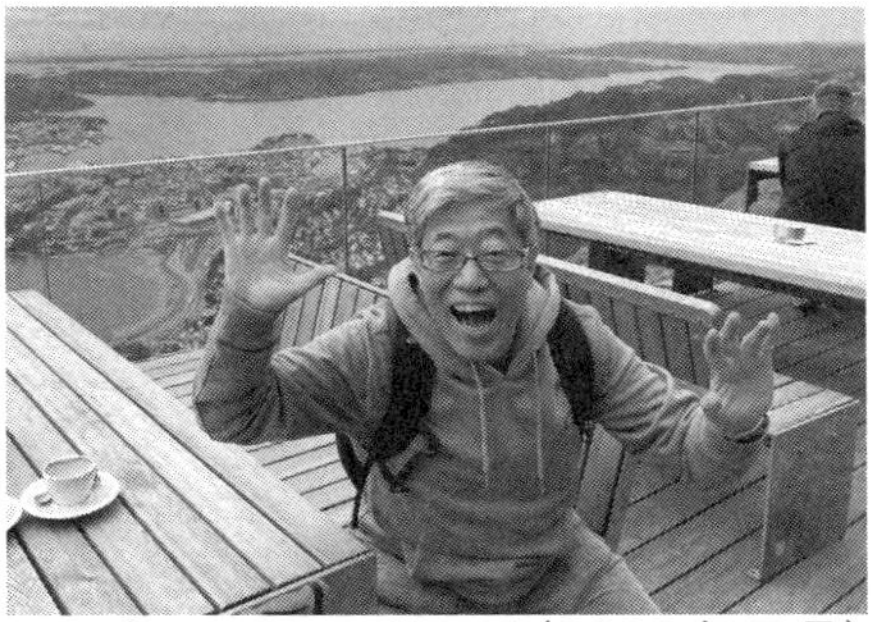
ノルウェー・ベルゲンで（2023 年 7 月）

最後に

私は２００９年2月18日に、右脳視床出血により、左半身麻痺《まひ》という障害を抱えることになってしまいました。出血直後は、生命にもかかわる状態で、車いす生活を余儀なくされました。しかし現在、私は奇跡的に、杖の力を借りながらも、世界遺産の熊野古道完全踏破、通算24ヵ国の世界旅行をするなどの自力歩行、また車、自転車の運転ができきるまでに回復しました。「あきらめずに、今を全力で楽しみながら生きる」ことを続けていけば、あらゆる困難をも克服できると確信しています。

【西本真司医師のコメント】

体験手記にもあるように、長谷川さんは長期間にわたって潰瘍性大腸炎とつきあってきた患者さんです。２００名を超える西洋薬離脱成功者のなかでも、2番目の長期間、闘病してきたかたです。

最初に潰瘍性大腸炎と診断されたときに、医師から「一生治らない」といわれ、中学生ながら「そんなことあるかい、治るわい！」と反発するほどの気概を持ったかただからこそ、34年間も病気とつきあってこられたのでしょう。

長谷川さんは、「体験したことすべてに意味がある」と気づいたことが大きなポイントになったのではないでしょうか。自覚されていないかもしれませんが、深いところで意識が変容して、「生きているのではなく、生かされていること」に気づいたのだと推察しています。

生物学的製剤の副作用で結核になったが
潰瘍性大腸炎による下痢も血便も完全になくなり
難病の認定も取り消しになった

中谷浩之《なかたにひろゆき》　自営業・56歳

まさに薬漬けの毎日

　２０１３年４月のことです。突然、血便が出て驚きました。最初は痔かと思って４～５日様子を見ていましたが、そのうちに下痢《げり》で１日に10回くらいトイレに行くようになりました。１日に10回も用を足すと、最後のほうは出る便もなくなるようで、血だけが出るようになりました。当初、腹痛は無かったのですが、次第にズキズキする痛みが出てきました。

　ちなみに、とくにおなかが痛くなるようなことはありませんでした。とりあえず、近所にある痔《じ》の治療で有名な個人病院で診《み》てもらうと、「これは痔ではなく、潰瘍性大腸炎《かいようせいだいちょうえん》です」といわれたのです。

　それまでに聞いたこともない病名だったので、くわしく教えてほしいというと、国が指定する難病の一つなので、その認定を受けるために、すぐに保健所へ行くようにいわれました。そして、「この病気は一生治りません」とハッキリいわれ、頭の中が真っ白になりました。その病院では、症状を抑える薬を処方されました。しかし、1年半くらい通っても改善しないどころか、悪化したため、総合病院宛に紹介状を書いてもらい、転院しました。

総合病院では、バイオテクノロジー（遺伝子組み換え技術や細胞培養技術）を用いて製造され、特定の分子を標的とした治療のために使われる「生物学的製剤」による治療を受けました。最初の1年はレミケード（一般名「インフリキシマブ」）の点滴を1年くらい、その後、シンポニー（一般名「ゴリムマブ」）の注射をやはり1年くらい、いずれも月1回くらいのペースで受けました。その間に、ステロイド薬（副腎皮質《ふくじんひしつ》ホルモン薬）や、炎症をおさえるペンタサ（一般名「メサラジン」）、肛門《こうもん》から入れる注腸液《ちゅうちょうえき》などによる治療も並行して受け、まさに薬漬けでした。

しかしながら、はかばかしい効果は得られず、2017年の3月から4月にかけて、約2週間の入院を余儀《よぎ》なくされました。

そして、2018年9月、私は仕事中に熱が出て倒れ、救急車で病院に運ばれました。搬送先の病院で血液や尿の検査を受けたところ、なんと結核《けっかく》と診断されたのです。

結核というと「昭和の病気」というイメージがあったため、いまの時代にもあるのかと驚きました。けっきょく、搬送された病院にそのまま入院することになりました。

総合病院の医師によると、結核は生物学的製剤の副作用であるとのことでした。そのため、入院中は潰瘍性大腸炎の薬はペンタサなどの内服薬だけにして、同時に結核の薬を3種類飲んでいました。幸い、結核の症状は高熱と倦怠感《けんたいかん》のみで、セキや喀血《かっけつ》などはなく、40日後には無事に退院することができました。

退院後も潰瘍性大腸炎の内服薬と結核の薬を1年ほど飲んでいました。この間、潰瘍性大腸炎の症状が一度も出ていませんでした。そこで、２０１９年9月に薬の服用を自己判断でやめてみました。すると、３ヵ月後の12月に、再び血便が出るようになったのです。恐れていた潰瘍性大腸炎の再燃《さいねん》でした。

このままでは総合病院にたよっても結果は同じだと思った私は、インターネットで潰瘍性大腸炎に関する情報を収集しました。そこで見つけたのが、本書の著者である西本真司《にしもとしんじ》先生の著書でした。その時点で西本先生は3冊の本を出していました。私はそのうちの2冊を購入し、西洋薬を使わずに潰瘍性大腸炎を治すという治療ポリシーに共鳴しました。

何よりも、西本先生ご自身が、その方法で潰瘍性大腸炎を克服しているのです。すぐに西本クリニックに電話をして予約を取りました。

自然治癒力によって病気を根本的に治す

２０１９年12月下旬が、西本クリニックでの初診でした。まず、治療方針の説明があり、一般の病院では薬で症状を抑えることがメインとなるが、ここでは免疫力《めんえきりょく》（体内に病原体が侵入しても発病を抑える力）を上げて、自然治癒力《しぜんちゆりょく》（人間の体に本来備わっている病気を治す力）によって、病気を根本的に治すということでした。私は事前に本を読んでいたこともあって、じゅうぶんに納得できました。

具体的な治療法としては、柴苓湯《さいれいとう》という漢方薬の服用と星状神経節《せいじょうしんけいせつ》ブロック療法（くわしくは74ページを参照）、おなかに電気を当てる治療などが施《ほどこ》されました。食事の面では、糖質（炭水化物から食物繊維を除いたもの）を制限して、新鮮な食材を選び、刺激物であるアルコールや、添加物が入っている加工食品は極力控えるように指導されました。

加えて、セルフケアとして、爪もみ（くわしくは１０６ページを参照）、手振り体操（くわしくは１０９ページを参照）、呼吸法などを自宅で行いました。爪もみは時間のあいたときに行い、手振り体操と呼吸法は夜寝る前に行いました。

こうして月に3〜4回のペースで治療を受け、毎日欠かさずセルフケアを実践していたところ、潰瘍性大腸炎の症状が徐々に改善していきました。最初の1〜2年はまだ下痢をしていたものの、その頻度《ひんど》が日に日に下がっていったのです。血便も２０２０年ごろまでは少し出ていましたが、それがおさまってからは年に1回あるかないかになり、２０２３年以降はまったく出ていません。

おかげさまで、２０２２年ごろには難治性疾患《なんちせいしっかん》の認定が取り消しになりました。考えてみると、一生治らないはずの病気の認定が取り消しになるというのもおかしな話です。

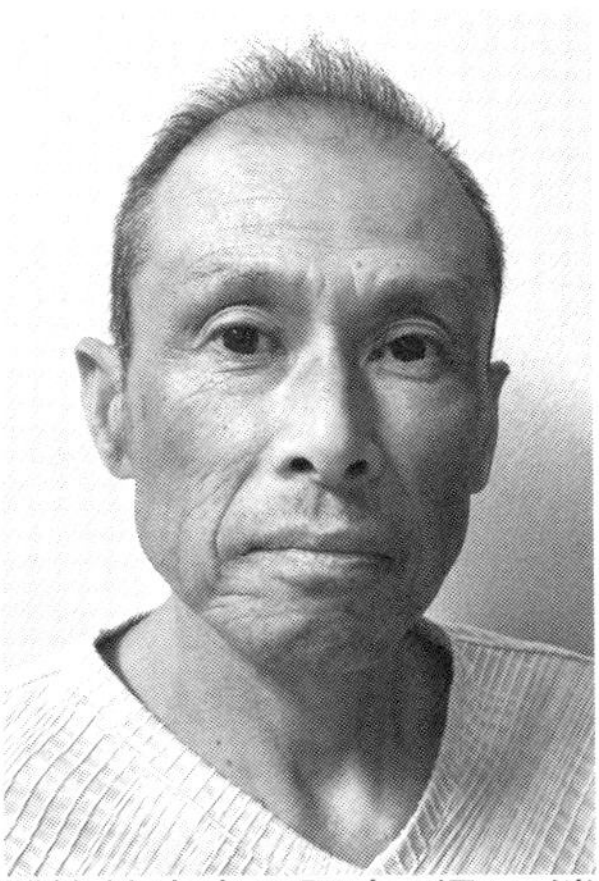
難治性疾患の認定が取り消された中谷浩之さん

私は今回の体験を通して、病院で処方された薬を指示されたままに飲むのはいかがなものかと思うようになりました。私は病院で処方された西洋薬を完全にやめて、潰瘍性大腸炎を克服することができました。世の中にはそういう選択肢もあることを、多くのかたに知ってほしいと思います。

【西本真司医師のコメント】

多くの場合、「生物学的製剤を1度使うと、一生使わなければならない」といい渡されます。中谷さんのように、副作用として発症した結核が治癒《ちゆ》しても、潰瘍性大腸炎が再燃すれば、また使わなければなりません。その生物学的製剤をはじめ、ステロイド薬やペンタサもやめて、潰瘍性大腸炎がここまで寛解《かんかい》したのは、たいへん貴重な症例といえます。

安定した状態は検査数値にも如実に現れています。内視鏡検査よりも高い精度で潰瘍性大腸炎の再燃を予測できる便検査の予測マーカー「カルプロテクチン」の値は、2022年5月の段階で126・5㎎／㎏でした。私が設定した独自の基準では、150㎎／㎏以下であればベターとしています。また、潰瘍性大腸炎になると、将来、大腸ガンになるリスクが高まりますが、大腸ガンの腫瘍《しゅよう》マーカー（ガンになると血液中にふえ、ガンの診断の指標となる物質）であるCAやp53抗体《こうたい》の数値も低い状態を維持しています。

さらに、炎症反応を示すCRPの値も、2024年以降、0・05㎎／dℓ以下を保っています（基準値は0・3㎎／dℓ）。

クローン病にベーチェット病を併発したが
薬をやめてから症状が改善し
LRGの数値も基準値内に落ち着いた

滝沢悦子《たきざわえつこ》（仮名）　事務員・62歳

赤いゴーヤのような大腸の粘膜

２０２０年のことです。ずっと体がだるくて重い状態が続き、腰も痛くなってきました。加えて、そうした症状が出る少し前から、目の奥に雷が落ちたように閃光《せんこう》が走って、痛むこともありました。照明が当たっているわけではないのに、目の奥に稲妻が走っているような感覚がするのです。

思い返してみると、私は昔から、そうした不快な症状に襲われていました。30代前半には、おなかの右下のあたりが七転八倒するくらい痛むこともありました。しかし、症状が現れるのは5〜6年に1回くらいのことで、痛みをこらえていると、そのうちおさまるので、次に痛くなったら病院に行こうと思っているうちに50代後半になっていました。

とりあえず、かかりつけの病院でＭＲＩ（磁気共鳴画像診断《じききょうめいがぞうしんだん》）やレントゲンによる検査を受けました。しかし、原因は判明しませんでした。

その年の10月に、それでは便を調べてみようということになり、検便検査を受けました。すると、「潜血《せんけつ》反応が陽性と出たので大腸の検査を受けたほうがよい」といわれました。しかし、腹痛や下痢《げり》などはなかったので、ズルズルと先延ばしにしていました。心の中に「間違いかもしれない」という思いもあったのかもしれません。

翌２０２１年の５月に、かかりつけの病院のすすめで、再度、検便検査を受けたところ、またしても潜血反応が陽性でした。さすがに、こうなると大腸の検査を受けざるを得ません。紹介された病院で内視鏡《ないしきょう》（体内を直接診る医療用器械）を使った大腸の検査を受けることにしました。

その年の７月になって、ようやく内視鏡検査を受けたところ、画像を見た医師が「う～ん」とうなっていました。そこで、自分でも画像を見ると、どう考えても正常な感じではありません。普通はピンクに見えるはずの大腸の粘膜が真っ赤だったのです。しかも、表面がデコボコしていて、まるで赤い色をしたゴーヤのようでした。

検査を受けた病院からは、「かかりつけの病院なら専門の医師を紹介してくれるはず」

といわれました。そこで、検査結果を持って、再びかかりつけの病院へ行きました。

その結果、大学病院を紹介され、すぐに紹介状と検査結果を持って大学病院へ行きました。そのとき持参した紹介状の病名のところには「炎症性腸疾患《えんしょうせいちょうしっかん》でクローン病の疑い」「ベーチェット病の疑い」と書いてありました。

クローン病もベーチェット病も名前は知っていましたが、くわしくは知りませんでした。当時の知識としてあったのは、炎症性腸疾患のなかでも、潰瘍性大腸炎《かいようせいだいちょうえん》は大腸だけの炎症であることに対して、クローン病は口から肛門《こうもん》までの腸管《ちょうかん》全体の炎症であることと、ベーチェット病は膠原病《こうげんびょう》の一種であることくらいでしょうか。

私は、家族には安全で良質なものを食べさせたいという思いがあり、常に食材にはこだわり、食品の表示を必ず確認する生活をしていました。ですから、なぜそのような病気になってしまったのかと疑問に思ったものです。

大学病院では、疑わしい点を一つずつ調べるために、消化器内科、膠原病科、眼科など、さまざまな科で検査を受けました。その結果、ベーチェット病は腸管潰瘍を伴《ともな》う腸管型ベーチェット病の可能性が高いので、クローン病の薬によって両方の病気に対処するという治療方針が決まり、その後は消化器内科での治療がメインになりました。

ところが、処方されたペンタサ（一般名「メサラジン」）という薬を最初に服用した夜に、38℃くらいの熱が出たのです。腰の痛みは多少やわらいだものの、精気を吸い取られたような感じがして、全身がだるく、起き上がることができませんでした。この状態は、薬を服用していた1週間、ずっと続きました。

ちょうど新型コロナウイルス感染症の第5波の時期だったので、コロナで熱が出たのかもと思い、薬局で簡易抗体《こうたい》検査のキットを購入し、調べてみましたが、陰性でした。そこで私は、ペンタサの服用をいったんやめてみることにした。

ペンタサをやめて1週間後に、大学病院で熱が出たことを話したところ、ペンタサに対するアレルギー反応ということでした。そして、ペンタサを生物学的製剤に切り替えてはと提案されました。生物学的製剤とは、バイオテクノロジー（遺伝子組み換え技術や細胞培養技術）を用いて製造され、特定の分子を標的とした治療のために使われる薬です。しかし、副作用が強く、体質的に合わなければアレルギー反応を起こす危険性もあります。クローン病の薬のなかでいちばん作用の軽いペンタサでアレルギー反応が出たのに、そのような強い薬に切り替える気にはとてもなれません。

私は薬というものに不信感を持ち、何か別の方法はないかとインターネットでいろいろと調べてみました。すると、西洋薬から離脱して、クローン病と同じ炎症性腸疾患である潰瘍性大腸炎を克服した西本真司《にしもとしんじ》先生の本にヒットしました。早速、本を取り寄せ、その治療方針に共感した私は、西本先生の診察を受けることにしました。

潰瘍が跡形もなく消えていた

西本先生の初診は2022年1月の末でした。ペンタサをやめた9月末以来、薬は一切飲んでいなかったので、藁《わら》にもすがる思いでした。

ちなみに、その間も目の症状は続いていたので、大学病院と並行して近所の眼科にも通っていました。そこでの診断名はぶどう膜炎(目の中に炎症を起こす病気の総称)と虹彩炎《こうさいえん》(ぶどう膜の一つである虹彩に炎症が起こる病気)ということで、点眼薬《てんがんやく》を処方されて、炎症がひどいときは目に注射を打つこともありました。

さて、西本先生の初診では、まず先生ご自身の闘病体験をお聞きしました。そして、薬をやめて他の方法を探しているなかで星状神経節《せいじょうしんけいせつ》ブロック療法（くわしくは74ページを参照）を知り、非常に効果があったということでした。そこで、私も星状神経節ブロック療法を受けることにしました。加えて、星状神経節や患部に近赤外線を照射するスーパーライザー治療を受けるとともに、大建中湯《だいけんちゅうとう》と半夏瀉心湯《はんげしゃしんとう》という2種類の漢方薬も処方されました。

西本クリニックは自宅からかなり距離があるため、毎月1回、1泊2日で行き、初日の午後と翌日の午前に診察を受けています。ちょうど小旅行のような形になり、よい気分転換にもなります。

その後、その年の3月には、自分でスーパーライザー治療を行える、家庭版の治療器を見つけました。西本先生のお許しを得て、まずはその治療器を3ヵ月レンタルして、調子がよかったので購入しました。現在も、治療を自宅で毎日継続して行っています。また、先生から教わった爪もみ（くわしくは106ページを参照）も、毎日、すきま時間に実行しています。

こうしてクリニックでの治療とセルフケアを実行していたところ、体調に変化が現れてきました。朝目覚めてベッドから起き上がるのが楽になってきたのです。

この体調の変化は、検査数値にも反映されていました。初診時に受けたLRGという血液検査（くわしくは40ページを参照）の数値は32・3㎍／㎖で、その約1ヵ月後には37・

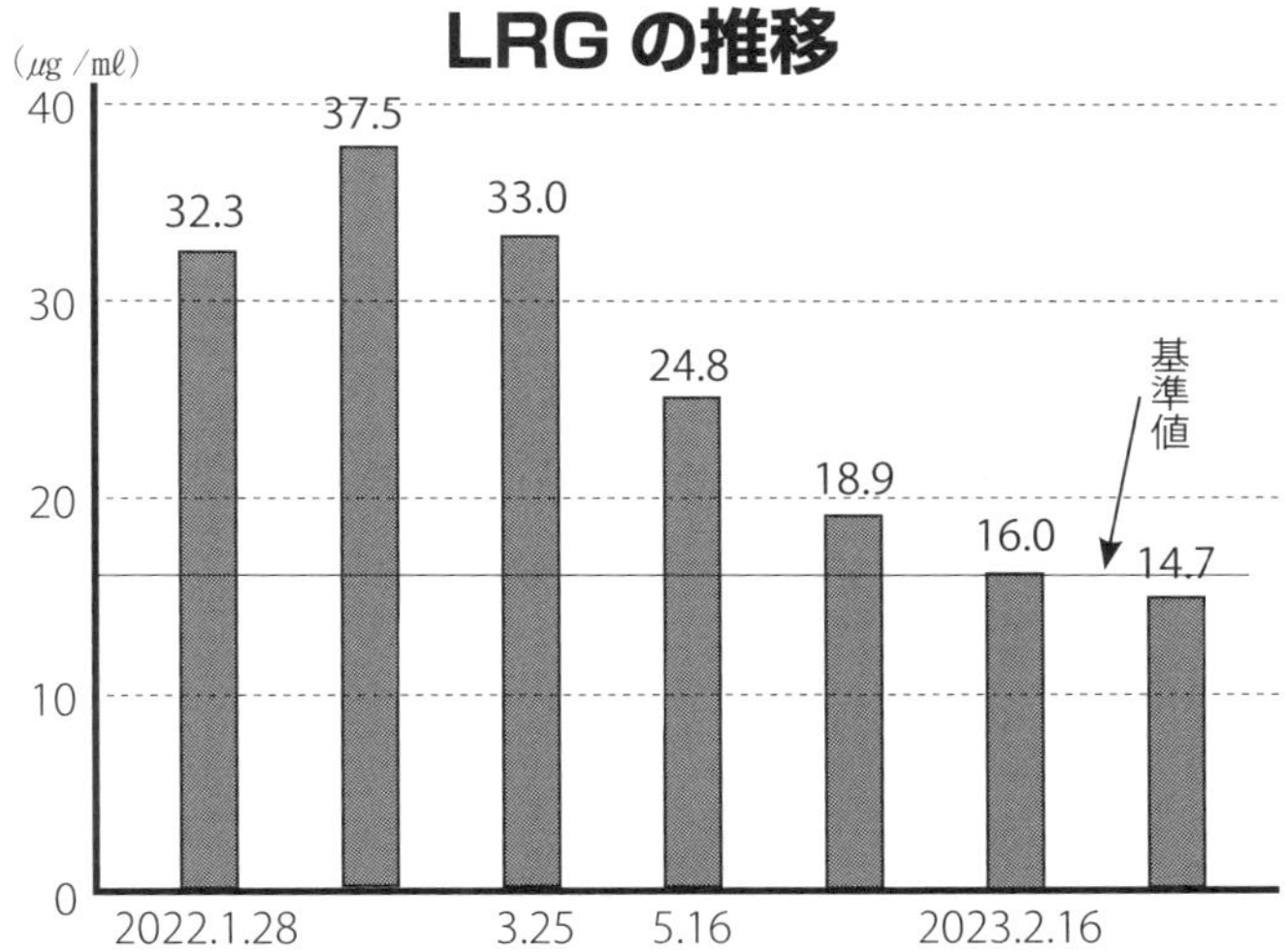

５μg／mℓまで上がっていました（基準値は16・０μg／mℓ未満）。それが、その年の３月ごろから徐々に下がり始め、翌２０２３年２月には16μg／mℓ、３月には14・７μg／mℓと基準値内になったのです（上の表を参照）。

その年の７月に、大学病院で２回めの大腸内視鏡検査を受けました。すると、最初の内視鏡検査で見た真っ赤なゴーヤのような潰瘍が跡形もなく消え、きれいなピンク色の粘膜に変わっていたのです。この時点で、自分の体が回復してきていることを確信しました。

こうなると、「小旅行」が楽しくてしょうがありません。次の診察日が待ち遠しく感じられるようになりました。その年の10月には、西本先生から「いい状態ですね」とのお墨付きもいただきました。

現在は、全身のだるさがすっかり取れています。目が痛んだり閃光が走ったりする頻度《ひんど》もかなり低くなっています。

今回の体験を通して、まずは、現代医療の技術によって、私の不調がクローン病であるとわかったことに感謝したいと思いました。というのも、自分の生活、食事、思考の癖を大いに見直すきっかけになったからです。

病気と対峙するにあたって、病院で処方された薬だけに頼るのではなく、元の健康な身体を取り戻す方法を能動的に模索することも大切だと感じました。私の場合、研究熱心なよい先生に巡り会えたことが、病気の寛解、ひいては治癒《ちゆ》する可能性を広げてくれたのではないかと感じています。


【西本真司医師のコメント】

滝沢さんは、クローン病とベーチェット病を同時に治療するというめずらしいケースの患者さんです。ベーチェット病は、視力が落ちたり、陰部に潰瘍ができたりする、かなり厳しい病態です。ちなみに、私が敬愛するさだまさしさんが書かれた『解夏《げげ》』という小説はベーチェット病の男性が主人公で、その後、映画にもなっています。

大学病院では、ペンタサに対するアレルギー反応が出たときに、順番に使う薬を飛ばして、いきなり生物学的製剤を使うようにいわれたことに疑問を感じ、当クリニックを受診されました。

その後も、大学病院に行くたびに「なぜ生物学的製剤をやらないのか」と聞かれるそうですが、くわしいことはいわずに「他院に行って東洋医学的な治療を受けている」と答えているとのことでした。生物学的製剤を使うのは、炎症性物質であるサイトカインを抑制する点ではプラスになりますが、その分、副作用も強く出るので、注意が必要です。

163ページの図にあるように、LRGの数値は良好です。炎症の指標となるCRPの数値も、この1年以上ずっとよい状態を保っています。2023年10月には、その経過を第38回保団連医療研究フォーラムで発表し、大きな反響がありました。

余命2〜3年を宣告された大腸ガンが抗ガン剤を拒否しても再発せず2度のPET検査で異常なし

菅野《すがの》辰哉《たつや》（仮名）　会社経営・34歳

「自分はこの年で死ぬのか」

私が下腹部の左側に痛みを感じたのは、2011年の夏のことです。おなかの内側からズキズキと痛むような感じでした。そのころから、ときどき血便が出ていましたが、出たり出なかったりしていたので、さほど深刻には受け止めていませんでした。便が硬くて出にくく、痛む部分にだけしこりを感じていたので、そこに便が引っかかっているのだろうと思っていました。

翌年の春になって、血便、腹痛、貧血症状が頻繁《ひんぱん》になったため、ようやく近くの大きな病院で検査を受けました。そして、肛門《こうもん》からバリウムを注入して大腸の中を調べる注腸《ちゅうちょう》検査《けんさ》と、CT（コンピュータ断層撮影）検査の結果、大腸がガン細胞で圧迫されている状態といわれたのです（171ページの写真を参照）。リンパ節は腫《は》れあがり、腹水《ふくすい》もたまっていて、余命2～3年、よくても5年ということでした。

22～23歳のときで、目の前が真っ暗に、頭の中は真っ白になりました。「自分はこの年で死ぬのか」「いったいどうすればいいのか」という思いが頭の中をかけめぐり、パニックになりそうでした。

5月31日に、腹腔《ふくくう》（横隔膜《おうかくまく》の下の内臓が収まっている部分）に内視鏡《ないしきょう》（体内を直接見る医療用器械）を入れて行う腹腔鏡下手術を受けて、下行結腸《かこうけっちょう》を切除しました。しかし、すべての病巣《びょうそう》を取り切ることはできず、術後の病理所見で、大腸ガンのステージⅢ（3期）と診断されました。

医師からは抗ガン剤治療をすすめられました。しかし、父が肺から大腸に転移して亡くなっており、そのときに食欲不振、嘔吐《おうと》などの副作用も目の当《ま》たりにしていました。「あれだけ苦しんだのに、けっきょくは治らなかったじゃないか」という思いがあり、抗ガン剤治療を拒否しました。

この先、どうしようかと悩んでいたとき、近所のかたが「和歌山にいい先生がいるので行ってみたら」といって仲立ちをしてくれました。その先生が西本真司《にしもとしんじ》先生でした。

血液検査の結果も良

その年の6月に、西本クリニックで初診を受けました。すると、診察終了後に、3日間断食《だんじき》をすすめられたのです。想像もしていなかった事態に、いったい何が始まるのかと思いました。「これは治療ではなく、何も食べないだけではないか」というのが正直な感想でした。

3日間断食は合宿形式で行われました。日中はクリニックで治療を受けて、その後、近くのホテルに10人くらいの患者さんたちと泊まって断食をするのです。断食といっても、まったく何も口にしないわけではなく、1日めは水かノンカフェインのお茶など水分のみで過ごし、2日めの午前中は水分のみ、昼にニンジンジュース、低分子フコイダン、フルボ酸サプリを飲んで、3日めの午前中に生野菜、果物、煮たダイコン、梅干しにお湯をそそいだものをとります。ガンを治すことに必死だったためか、とくにつらさを感じることはありませんでした。

日中のクリニックでの治療は、星状神経節《せいじょうしんけいせつ》ブロック療法（くわしくは74ページを参照）

3日断食前後の白血球、リンパ球の推移

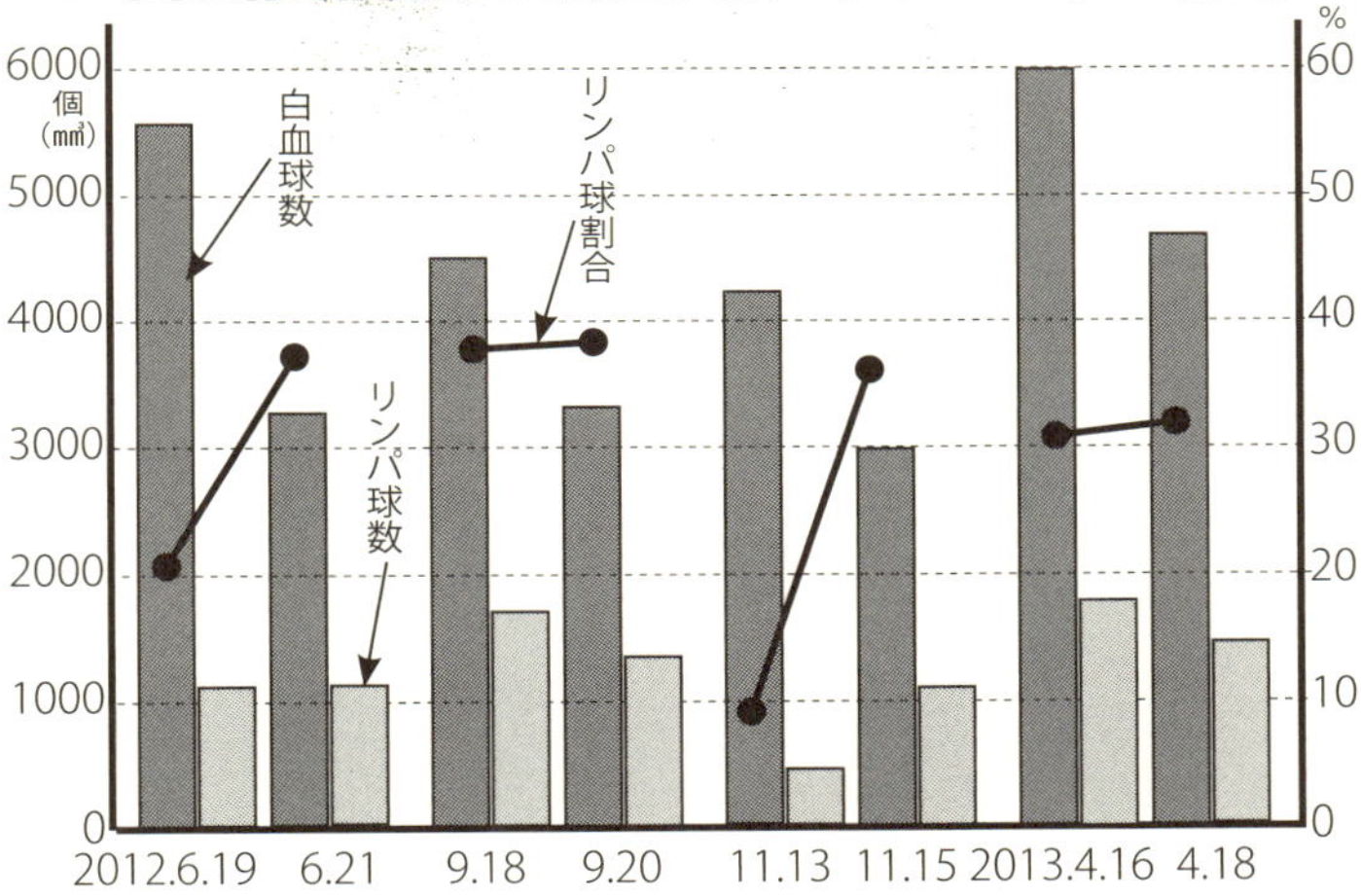

のほかに、星状神経節に近赤外線を照射するスーパーライザー治療も受けました。

それに加えて、自律訓練法《じりつくんれんほう》（くわしくは１０９ページを参照）、爪もみ（くわしくは１０６ページを参照）、手振り体操（くわしくは１０９ページを参照）、笑いのワーク（くわしくは１１２ページを参照）といったセルフケアも教わり、実践しました。とくに印象に残っているのは笑いのワークです。ほかの患者さんといっしょに、とにかくワッハッハと笑うのです。このときも「こんなことで治るのか」というのが正直な感想でした。

こうして３ヵ月に１回くらいのペースで１年間通院し、その間に３日間断食を合計で４回行いました。断食のたびに血液検査を受け

て、リンパ球と白血球《はっけっきゅう》の数値をチェックしてもらったところ、確実に成果があがっているとのことでした（169ページの図を参照）。また、貧血の指標となるヘモグロビンの数値も、2012年の5月の9・2g／dℓから、2015年の4月には14・8g／dℓに向上していました（男性の基準値は13・1~16・3g／dℓ）。

加えて、クリニックでは、食事指導の勉強会もあったので、そちらにも参加しました。その結果、肉中心だった食事が、納豆などの発酵《はっこう》食品や温野菜中心となり、白米も玄米《げんまい》に変えるなど、食生活も大きく変わりました。

こうした治療とセルフケアや食生活の改善が功を奏したのは、2013年4月のことです。地元の病院でPET（陽電子放出断層撮影）検査を受けたところ、異常なしという結果が出たのです。その後、もう1回PET検査を受けましたが、同じく異常なしでした。

その後、西本先生が私の地元の病院で診療を行うことになったため、2ヵ月に1回のペースでその病院に通い、2021年11月までの約6年間、星状神経節ブロック療法を受けました。現在は経過観察中で、良好な状態が続いています。

ガンになったら、多くの人は絶望するでしょう。とくに若い人は進行が早いので、「ガン＝死」という考えになりやすいと思います。私もそうでした。しかし、いつの間にか気持ちが前向きになって、ガンになったことを受け入れて、生きられるところまで生きようという気持ちになりました。

【西本真司医師のコメント】

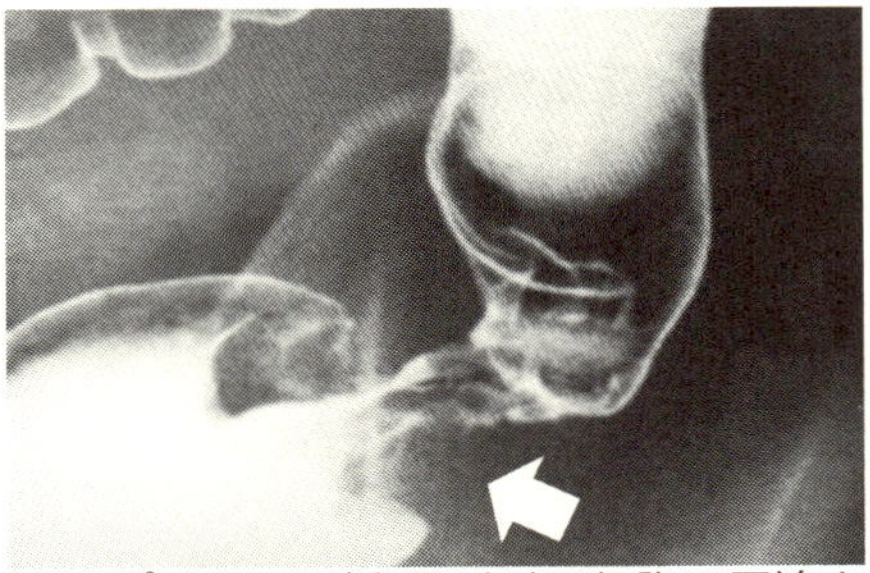

アップルコア（大腸がガン細胞で圧迫されて狭窄。リンゴの芯のようになっている）

菅野さんが大腸ガンを告知されたときに説明された、注腸検査で見られた、大腸がガン細胞で圧迫されて通過障害が起こるほどになっている状態のことを「アップルコアサイン」といいます。これは、進行性の大腸ガンに特徴的に見られる所見で、大腸の一部がガン細胞におわれて狭窄《きょうさく》し、リンゴの芯《しん》のような形になるため、そう呼ばれているのです。

20代の若さでガンが見つかると、たとえ手術でガンを切除しても、いつか再発するのではと思うのが普通でしょう。初診当時の菅野さんも、そうした思いにとらわれていたようでした。そんな菅野さんがここまで改善したのには、二つの原因が考えられます。

一つは、星状神経節ブロック療法に加えて、3日間断食を4回も行ったことです。断食をすると一種の極限状態になります。すると細胞は元の状態に戻ろうとします。これは、第3章でふれたケトン体の理論（くわしくは62ページを参照）と一致します。そういう方向からよいスイッチが入ったのだと考えられます。

もう一つは、診療やセルフケアを行うなかで、菅野さんの意識が徐々に変化し、治る可能性を信じるようになったことです。こうした前向きな気持ちは、自律神経《じりつしんけい》（意志とは無関係に内臓や血管の働きを支配している神経）のバランスを整え、心身を理想的な状態に導きます。こちらも第3章でふれた福田－安保《あぼ》理論（くわしくは50ページを参照）と一致します。

第7章　ホリスティックな医療をめざして

☀「Body（体）」「Mind（心）」「Spirit（魂）」に働きかける

私は自身の潰瘍性大腸炎《かいようせいだいちょうえん》の闘病体験と、200名を超える潰瘍性大腸炎、クローン病、ガンの患者さんを西洋薬からの離脱へと導いた体験から、ホリスティックな医療の必要性を痛感しています。ホリスティックな医療とは、直訳すれば「全人的な医療」であり、具体的には「体だけでなく、心と魂《たましい》に働きかける医療」を指します。

ホリスティックな医療の三本柱である「Body（体）」「Mind（心）」「Spirit（魂）」は、私が潰瘍性大腸炎を克服する際の重要な要素でした。そして、現在の私の臨床における基本的な考え方にもなっています。Body（体）に関しては、第3章と第4章でくわしく述べたので、ここではMind（心）とSpirit（魂）について解説しましょう。

まず、Mind（心）からです。

潰瘍性大腸炎はストレスと密接につながっており、トラウマ（心の傷）が発症と深くかかわっていることは、第1章で述べたとおりです。

自分自身を振り返っても、実に多くのトラウマを抱えて生きてきました。内斜視《ないしゃし》による

病気克服のポイント

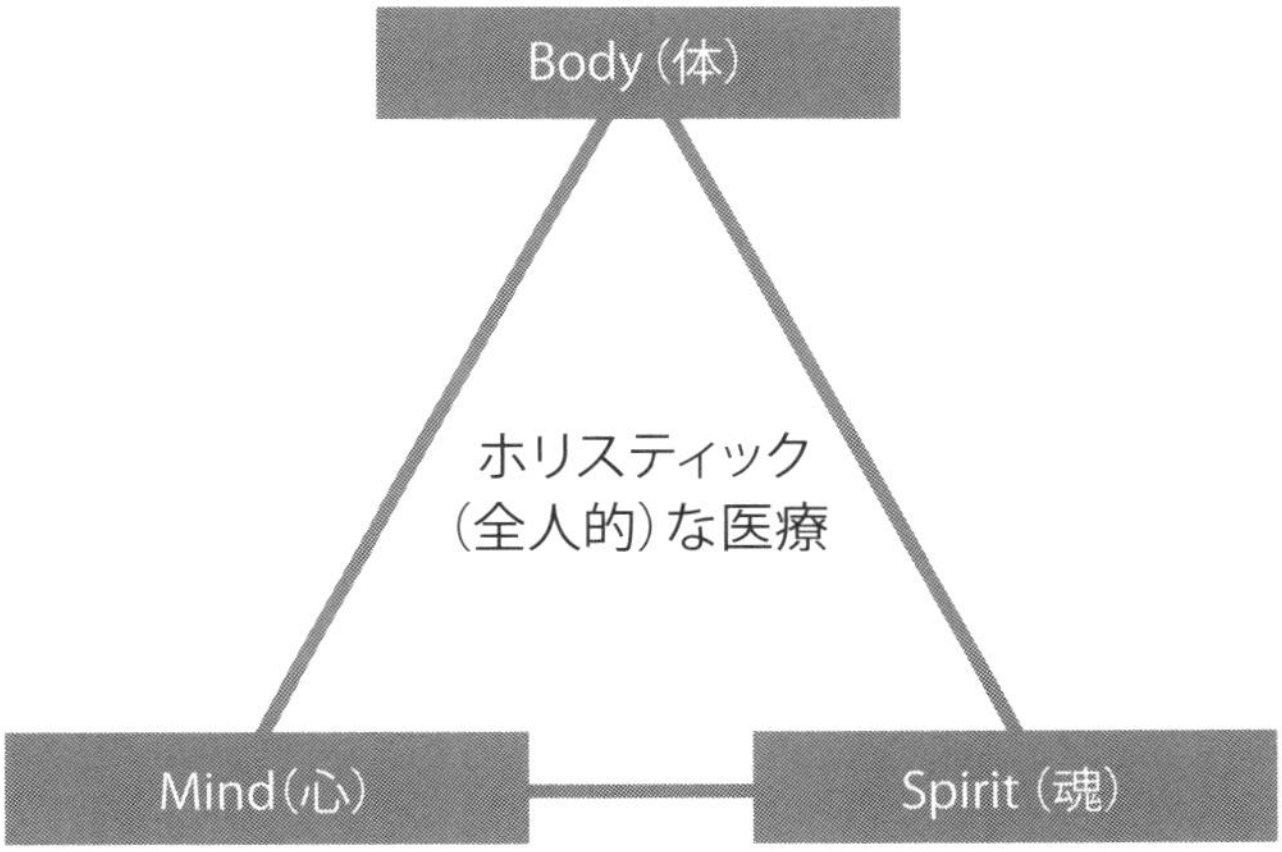

３度におよぶ手術、幼少期に「いい子」を演じざるを得なかった家庭環境、厳格な父と祖父に対する緊張感、常にがんばりすぎて無理をしてしまう性格、祖母のひき逃げ事故死、同じ女性に対する７回にわたる失恋、大学時代の頭部外傷と過換気症候群《かかんきしょうこうぐん》……いずれもが私の心に深い傷を残し、そのことが潰瘍性大腸炎の発症の一因となったと感じています。

こうした数々のトラウマに対し、しっかりと正面から向き合い、自分の弱点を認めることで、私はMind（心）を癒《い》やせました。そして、それが潰瘍性大腸炎の克服に大きく影響したと確信しています。

したがって、読者のみなさんにも、ぜひ

ご自分のトラウマと正面から向き合い、ご自身の弱点を認めることをおすすめします。つらい作業ではありますが、きっとMind（心）を癒やすことができるはずです。

そのうえで、心がけてほしいことがあります。それは「がんばらない」ことです。第1章で述べたように、私は子供のころから常に無理をしてがんばりすぎる傾向がありました。そして、そのことがストレスとして積もり積もって潰瘍性大腸炎の発症へとつながったと感じています。

がんばらないこととは、何もしないこととは違います。がんばりすぎる人は、100できるところを120やろうとしがちです。そこを100でとどめ、さらに80くらいでやめておく。その「やめる勇気」を持つことが、自分をいたわり、ストレスをため込まないことにつながるのです。

かくいう私も、ときには仕事に忙殺され、無理をせざるを得ないこともあります。そんなときも、白血球中のリンパ球の割合を測定しています（福田－安保《あぼ》理論による）。リンパ球が25％以下になると、「自律神経が交感神経に傾きすぎている」と判断し、仕事が一段落したら徹底的に息抜きをする日を設けて、「がんばらない」ことを実践しています。おかげで、最近では、多少のストレスを感じることがあっても、それをため込まずに過ごせるようになっています。

長女が教えてくれた魂の存在

次に、Spirit（魂）についてです。

私自身が最初に魂の存在を体感したのは、第1章でふれた臨死《りんし》体験においてです。そのときに聞こえてきた
「将来、体だけでなく心や魂まで見つめるホリスティック（全人的）な医療が必要とされる」

「6～7年後に発表できる場が用意されているので、それまではこの体験を誰にも話してはいけない」

「このあとも何度か潰瘍性大腸炎が再燃《さいねん》するが、必ず克服できる」

という三つのメッセージは、のちにすべて現実のものとなりました。

一つめのメッセージに関しては、いまこうしてホリスティックな医療について解説をしているのですから、いわずもがなでしょう。

二つめのメッセージは、臨死体験をした6年後の1999年に福島県で開催された「生

きがいメディカル・ネットワーク」の総会において、「潰瘍性大腸炎の臨死体験による生きがい感の向上事例」と題して初めて発表しました。そして、その発表がきっかけとなって健康雑誌に記事が掲載され、さらには初めての著書である『潰瘍性大腸炎が治る本』（マキノ出版）の刊行へと発展しました。

三つめのメッセージは、１９９８年の４度めの再燃を最後に、現在に至るまで一度も症状が出ることがなく、厚生労働省から難治性疾患《なんちせいしっかん》の認定も取り消されたということで、これも現実のものとなりました。

この臨死体験のあとにも、魂の存在を確信する出来事がありました。２００１年7月、当時２歳４ヵ月の長女と風呂に入っていたときのことです。以下に再現しましょう。

長女「何か見える。誰かいるよ。おーい」（上のほうに向かって手を振る）
私「誰がいるの？」
長女「おじいちゃん」
私「そのおじいちゃんの名前はわかる？」

長女「イシータコー」
私「どんなかっこうしてる？」
長女「帽子かぶってる」
私「もう一回、名前は？」
長女「イシオー…タコー」
私「どんなおじいちゃん？」
長女「おもしろいおじいちゃん」
私「もう一回、そのおじいちゃんの名前は？」
長女「イシオ（クァ）タロー」
私「ナナちゃん（長女の名前）、パパとママのところへ来るの、どこで決めたん？」
長女「上のほう、もっともっと上のほう。フワフワして雲みたいなところ」（人さし指で天井を指す）
私「そこに誰かいた？」
長女「おじいちゃん。タローのおじいちゃん」

数日後、再び風呂の中でのことです。

長女「おーい」（上の方に向かって手を振る）
私「また誰かいるの？」
長女「おじいちゃん」
私「名前わかる？」
長女「あ、おばあちゃんもいるよ」
私「名前は？」
長女「ニシモトシゲノ」

さらにその数ヵ月後、またしても風呂の中でのことです。

長女「また誰かいるよ。おばあちゃん」
私「名前は？」
長女「ニシモトシゲノ」

私　「何してるの？」

長女　「お豆食べてる。手を合わせてるよ」

この一連の出来事は、私に大きな衝撃と感動を与えました。まず、1997年3月に亡くなった妻の祖父が「石岡太郎《いしおかたろう》」という名前だったのです。のちに聞いたところによると、帽子を集めるのが趣味で、とても楽しい人だったとのことでした。

また、前述した、ひき逃げ事故で亡くなった祖母の名前は「西本《にしもと》シゲノ」でした。祖母は落花生が好物で、よく殻をむいて私にも食べさせてくれていました。そして、とても信心深く、いつも手を合わせていました。

このような話を長女に話したことは、一度もありませんでした。それにもかかわらず、長女の目には2人の存在が確かに映り、その様子をリアルに語ってくれたのです。

祖母と妻の祖父がいつも見守ってくれていること、長女が私と妻を選んで生まれてきたことを知り、魂の存在について疑う余地がなくなりました。

さらに、長女との最初の出来事から2ヵ月後が経過した2001年9月に、私は集団退行催眠のセッションに参加する機会を得ました。これは、催眠誘導によって、生まれる前の記憶を思い出すというものです。このセッションにおいて、私は自分が前世《ぜんせい》（現在の人生の一つ前の過去生）では我那覇次郎《がなはじろう》という名前で、１９４５年に亡くなったというイメージを明確に感じ取りました。

それから13年後の２０１４年10月、沖縄へ行く機会があったので、糸満《いとまん》市にある平和記念資料館に立ち寄りました。平和記念資料館には、１９４５年の沖縄戦で亡くなった人の名前を検索できるコンピュータがありました。そこで、「我那覇次郎」と入力して検索してみたところ、確かに我那覇次郎という名前の人が１９４５年の沖縄戦で亡くなっていることが判明したのです。

人は目的を持って生まれ、すべての出来事には意味がある

こうした一連の体験から魂の存在を確信したことで、私の中である変化が起こりました。それは「人は目的を持ってこの世に生まれてくる」という意識が明確になったことです。

前項でふれた、臨死体験を初めて発表した場を与えてくれた「生きがいメディカル・ネッ

トワーク」は、元福島大学教授の飯田史彦《いいだふみひこ》先生が提唱する「生きがい論」に共鳴する医師、歯科医師、看護師など医療従事者からなる研究会です。飯田先生は、「人間の本質は肉体に宿る意識体（Spirit＝魂）で、そのときどきの目的や使命を持ってこの世を訪れては、生と死をくり返しながら成長している」という「人生の仕組み」を解明し、提唱しています。そして、「その人生の仕組みを知ることで、病気など苦悩に思えることも、自分自身の成長のために必要な意味のあることだとわかり、人生をより価値のあるものへ変えていける」というのが、先にあげた「生きがい論」の本質なのです。

また、胎内記憶研究の第一人者である、池川クリニック院長の池川明《いけがわあきら》先生は「子供は子供自身の目的を持って生まれてくる。親にも親自身の生きる目的がある。子供が目的を達成できるように手助けするとともに、親も自身の目的を達成するために、しっかりと前を向いて生きていくべき」という親と子供の立場に立った妊娠・出産・子育て・医療を提唱しています。そして、「人生で起こることは、喜びも苦しみもすべて意味のあること。生まれてきた目的がわかれば、人生は楽になる」とも述べています。

私はこうした考え方に大いに触発され、潰瘍性大腸炎に罹患《りかん》したことも、自分が成長するために必要な、意味のあることだと考えるようになりました。そして、こうした意識の変化は、病気の克服にも大きく影響しました。とくに、2006年には、2月にクリニックのスタッフが、5月に父が亡くなるというショッキングな出来事が相次ぎました。それでも潰瘍性大腸炎が再燃することなく、現在まで元気に診療を続けることができているのは、そうした意識の変化の現れといってよいと思います。

感度の高いアンテナをつくる

それでは、読者のみなさんが魂の存在を確信できるようになるためには、何をすればよいのでしょうか。

それは「感度の高いアンテナをつくる」ことです。魂が存在する「高次元の世界」があるとするならば、そこから発信されるサインを確実にキャッチできるようにするのです。

そのために重要なキーワードになるのが、工学博士の故・関英男《せきひでお》先生が提唱されていた「洗心《せんしん》」です。関先生は、私の人生に大きな影響を与えてくれた心学研究家の故・小林正観《こばやしせいかん》さんの師匠にあたるかたです。私自身も1992年に開催された気功《きこう》の合宿で関先生にお目にかかり、さまざまなお話をうかがうことができました。

関先生のいう「洗心」をひとことで説明するならば、常にプラスの感情を持ち、マイナスの感情を手放すように努めることとなります。うれしい、楽しい、幸せ……というように、自分の持つ感情が明るければ明るいほど、作用反作用の法則で自分に戻ってくるものです。それとは反対に、恨む、憎む、呪う……といったマイナスの感情を持つと、それがそのままブーメランのように戻ってきます。この法則は、感情だけでなく、発することばや考え方にも当てはまります。

すなわち、プラスの感情・ことば・考えを常に持ち、マイナスの感情・ことば・考えを手放すように努めることが、感度の高いアンテナを立て、さらにそれを磨くことになるのです。

高次元の世界から発信されたメッセージを確実に受け取り、その体験をなんらかの形で残していきましょう。そうした体験をふやしていけば、目に見えるものしか信じようとしない人たちに対しても説得力を持つことができます。

現在、私は「死後の世界は存在する」という前提で話をしている患者さんとは、亡くなったら私になんらかのサインを送ってもらえるように約束をしてもらっています。そして、そのうちのとくに印象の強かった人は、前述の小林正観さんも含めて、亡くなったあとにさまざまな情報を送ってくれています。

本稿の執筆準備で、2冊めの拙著の確認をしていた日の朝にも、そのようなことがありました。朝方に見た夢に、エアロビクスをやっている女性が現れて「先生、ありがとうございました」といいました。すると、午前7時過ぎに電話がかかってきて、患者のNさんが亡くなったという知らせが入ったのです。Nさんはエアロビクスが大好きな女性でした。

Nさんは潰瘍性大腸炎を克服した患者さんで、2冊めの拙著にも体験手記を寄せてくれました。ご家族によると、膵臓《すいぞう》ガンが見つかったときは、すでにステージⅣ（4期）まで進行していたそうです。抗ガン剤治療を受けたものの、副作用があまりにつらいので、すぐに在宅治療に切り替え、その結果、苦しむことなく眠るように亡くなったそうです。

自分が実際に診ていたNさんが、64歳の若さで亡くなったことは大きなショックでした。しかし、それと同時に、「やはり約束していた人とは連絡がとれるのだな」とも思ったものです。何よりも、この出来事を偶然と片づけて否定したら、Nさんが送ってくれたメッセージを疑ったことになるのではないでしょうか。

どうか感度の高いアンテナをつくって、高次元から送られてくる重要なメッセージをキャッチし、魂の存在を感じ取ってください。

おわりに

最初の再燃《さいねん》に襲われた前年の1992年に、私は「真氣光《しんきこう》」という気功《きこう》の合宿に参加し、そこで工学博士の故・関英男《せきひでお》先生に初めてお会いする機会を得ました。そのときに関先生からいわれたことで、とくに印象に残っていることが二つあります。

一つは「将来、西本先生はホリスティック（全人的）医療を引っぱっていく」というものでした。

そして、もう一つが「2025年に医療の常識が大きく変わる」というものでした。

前者に関しては、自分にそんな大それたことはとうてい無理だと感じました。その思いはいまも変わっていませんが、それをめざしていこうという志はあります。

また、後者に関しては、33年も先の話なので、まるで実感がありませんでした。

しかし、最後の再燃から26年以上が経過し、西洋薬からの離脱に成功した潰瘍性大腸《かいようせいだいちょう》炎《えん》とクローン病の患者さんが200人を超えたいま、確かに医療の常識の変換が必要な時代が近づいてきていると感じています。

現時点で、どのような変換が必要なのかは、まだ明確にはわかりません。ただ、潰瘍性大腸炎に罹患《りかん》し、臨死《りんし》体験までしながらも根治《こんち》といってよい状態を維持している私にしかできない役割があることは間違いないでしょう。

国が指定する難治性疾患《なんちせいしっかん》を、薬を使わずに治すというのは、既存の医療の常識から見れば、決して相入れることのできない考えかもしれません。しかし、最初に何かをやり遂げた人は、必ず非常識といわれていたことは歴史が証明しています。ガリレオしかり、ライト兄弟しかり……。

常識を書き換えるためには、その常識を変える考え方と、現場での実践・実証が大切と思います。それが大きな自己実現につながります。そのためにも、自分が信じたことをやり続ける必要があります。薬をやめて潰瘍性大腸炎やクローン病を克服した人たちに、そうしたことを伝え続けることも私の役割の一つなのかもしれません。

前述の真氣光の会長だった中川雅仁《なかがわまさと》先生は59歳で亡くなりました。私の人生に大きな影響を与えてくれた心学研究家の小林正観《こばやしせいかん》さんは61歳で亡くなっています。すでにその年齢を超えたいま、私はもっと長生きをしたいと思っています。私自身が薬を使わずに元気でいる期間を少しでも伸ばしていくことが、新しい未来の創造につながると強く感じているのです。

最後になりましたが、本書を上梓《じょうし》するにあたり、貴重な体験手記を寄せていただいた患者さんがた、妻典子《のりこ》、長女奈那子《ななこ》、次女鈴椰《りんな》、さまざまなアドバイスをいただいたフリーランス編集者の狩野元春《かりのもとはる》氏、出版の機会を与えていただいた三和書籍の小川潤二《おがわじゅんじ》編集長に深謝申し上げます。

2024年錦秋《きんしゅう》

著者記す

参考文献

『潰瘍性大腸炎が治る本』西本真司著　マキノ出版
『潰瘍性大腸炎 医師も患者もこうして治した』西本真司著　マキノ出版
『潰瘍性大腸炎は自分で治せる』西本真司著　マキノ出版
『潰瘍性大腸炎・クローン病が治る本』西本真司著　マキノ出版
『奇跡のセイカン』西本真司著　マキノ出版
『石原結實式「空腹」で免疫力を上げ病気を治す！若返る！』石原結實著　宝島社
『「免疫を高める」と健康になる』福田稔・安保徹監修　マキノ出版
『免疫の守護者 制御性T細胞とはなにか』坂口志文・塚﨑朝子著　講談社
『セロトニン生活のすすめ』有田秀穂著　青春出版社
『奇跡が起こる半日断食』甲田光雄著　マキノ出版
『2週間で効果がでる！〈白澤式〉ケトン食事法』白澤卓二著　かんき出版
『星状神経節ブロック療法』若杉文吉著　マキノ出版

『体の中からよみがえる！ 病気にならない！「腸」健康法』藤田紘一郎著 ＰＨＰ研究所
『糖質制限の大百科』江部康二監修 洋泉社
『食べる・飲むメカニズム』摂食研究会・氏家賢明・大野康・日本歯科新聞社「食べる・飲むメカニズム研究班」編著 日本歯科新聞社
『万病を治す少食の奇跡』森美智代著 河出書房新社
『ウォーキングの科学 10歳若返る、本当に効果的な歩き方』能勢博著 講談社
『70代、腸内細菌と筋肉で老いを超える』江田証著 さくら舎
『生きがいの創造』飯田史彦著 ＰＨＰ研究所
『ママのおなかをえらんできたよ。』池川明著 リヨン社
『あしたの世界 パート2』池田邦吉著 船井幸雄監修 明窓出版

西本真司（にしもと・しんじ）

1961年、和歌山県生まれ。近畿大学医学部卒業。熊本大学医学部附属病院麻酔科、熊本赤十字病院麻酔科、山鹿市立病院をへて、96年、西本第2クリニックを開業。2006年、西本クリニックと第2クリニックを統合し、西本クリニック院長に就任。

自らの潰瘍性大腸炎の闘病体験を生かした、ホリスティックな医療を実践する。西洋医学的な医療としては、ペインクリニックの技術を生かして星状神経節ブロック、硬膜外ブロックを行い、交感神経過緊張の改善に努める。

東洋医学的な治療としては、漢方、鍼、気功治療を行い、代替医療として、サプリメントの指導、温熱療法、心理カウンセリングなども行う。さらに音楽療法や笑い療法もとり入れ、「歌って踊って笑えるクリニック」を確立している。

著書に『潰瘍性大腸炎が治る本』『潰瘍性大腸炎 医師も患者もこうして治した』『潰瘍性大腸炎・クローン病を治す本』『奇蹟のセイカン』(いずれもマキノ出版)などがある。

潰瘍性大腸炎は自分で治せる

2024年12月26日　第1版第1刷発行　著　著　西　本　真　司

発行者　高　橋　考

発行所　三　和　書　籍

〒112-0013　東京都文京区音羽2-2-2
TEL 03-5395-4630 FAX 03-5395-4632
info@sanwa-co.com
https://www.sanwa-co.com/
印刷／製本　中央精版印刷株式会社

ISBN978-4-86251-580-3　C0077